預見療癒

—— 藥物研發專家證實 ——
情緒想法對健康的影響關鍵

十週年暢銷增訂版

How Your Mind Can Heal Your Body
10th-Anniversary Edition

David R. Hamilton 大衛・漢密爾頓 ／著

謝佳真 ／譯

suncolor
三采文化

給萊恩、傑克、艾莉、哈麗葉，
謝謝你們為這個家帶來無限喜悅。

「成就輝煌的人，都是那些勇於
相信自己內在的力量優於環境的人。」
——布魯斯・巴頓（Bruce Barton）

本書讚譽

「大衛・漢密爾頓博士是身心連結研究領域的先驅人物。《預見療癒》提供了充分的研究與證據，證明你實際上有多強大。這本書將告訴你，只靠意念獲得療癒不只可能做到，更是一個事實。我愛死這本書了！」

——喬・迪斯本札（Dr. Joe Dispenza）

紐約時報暢銷書《啟動你的內在療癒力》

（*You Are the Placebo*）作者

「大衛是擁抱新意識的科學家，他搭起了一座橋梁，幫助許多人了解我們的身體、心智及靈性自我之間的關聯。」

——露易絲・賀（Louise L. Hay）

「大衛・漢密爾頓是研究想法和心智如何實際改變身體的專家。」

——《每日快報》（*Daily Express*）

「大衛‧漢密爾頓具有獨一無二的本領，可以用簡單、有力的文字將身心連結與科學結合在一起。每個人都有必要來讀一讀這本書！」

——蘇西‧沃克（Suzy Walker）

《心理學》（*Psychologies*）雜誌主編

「……深具說服力……」

——《紅誌》（*Red Magazine*）

「大衛‧漢密爾頓博士以輕鬆的筆觸解釋如何以觀想及心智力量來協助身體療癒，真的非常了不起。這確實是天賦，而新版的《預見療癒》絕對是書架上的必讀書目。身為大學教授及臨床心理學家，不斷提醒我心智與身體的關係，而大衛在這本書提供的研究和證據都切中了科學的原則與要求！」

——皮塔‧斯塔伯頓（Peta Stapleton）博士

澳洲邦德大學（Bond University）副教授、臨床心理學家

目次
CONTENTS

————— 第 二 部 —————

真實的療癒之路

- 乾癬
- 肌痛性腦脊髓炎／慢性疲勞症候群
- 心血管疾病
- 暈車
- 病毒疣／足部疣
- 紅斑性狼瘡
- 發炎
- 花粉熱
- 減重
- 甲狀腺機能低下
- 你也可以做到

- 感恩的力量
- 多盡一份心的美好感染力
- 發送出你的心意
- 改變自己，就改變了世界
- 學會與自己和解

【前言】

身心連動，
把心智當成療癒助力

毫無疑問的，心智會影響身體。尷尬時會臉頰飛紅，一想到吃檸檬會分泌唾液；而男人性幻想時，身體甚至會出現明顯的生理反應。

以上這些，全都是因為想法、感覺、想像、信念或期待所引發的一連串化學及生物學變化，從而造成了生理效應。

明明是普通的止痛藥，多付一點錢買，止痛效果便會超越平價的止痛藥，但兩者可能是一模一樣的藥物，只是包裝與售價不同。有時，即便是安慰劑，只要包裝好一點，療效甚至可媲美便宜的量販版實際藥物。

在美國，注射宣稱有止痛效果的安慰劑，效果比服用安慰劑藥丸來得好，而在歐洲卻反過來，藥丸型的安慰劑比注射劑更有效，即使兩者都是安慰劑。抗潰瘍藥物的研究發現，安慰劑的效果幾乎不輸給南美洲的真正藥物。

同樣的安慰劑可以產生相反的效果，全看受試者認定的藥效是什麼。同樣都是安慰劑，相信吸入器內的藥物可以放鬆呼

吸道的人，呼吸道便放鬆；而相信吸入器內含有過敏原的人，呼吸道則會緊縮。同一種安慰劑，相信它是興奮劑的人，會肌肉緊繃、心跳加速、血壓上升；而相信它是鬆弛劑的人，會肌肉放鬆、心跳減慢、血壓下降。還有的人雖然喝的是酒精安慰劑，居然還喝醉了。至於威而鋼（Viagra）的神奇功效，部分原因有可能也是因為藥名聽起來像強大的「大自然力量」──尼加拉瀑布（Niagara）。

心智影響身體有各種不同方式。覺得有壓力時，會分泌壓力賀爾蒙「皮質醇」，接著血壓會上升、動脈會收縮。相反的，感覺到愛、善良或慈悲時，身體分泌的賀爾蒙會降低血壓、擴張動脈，兩者的效果完全相反。

當我們把注意力放在呼吸上，比如冥想時，可以在大腦結構上看到實質的變化，簡直就像帶大腦上健身房一樣。有些研究更發現，冥想可以影響大約兩千個基因。

同樣的，觀想也會因應觀想的視覺化內容而在大腦引發實質上的變化。我們可以這樣說，大腦分不清什麼是真實發生的，而什麼只是想像的。不論研究對象是運動員或是復健的中風患者，都顯示出僅僅是想像移動自己的肌肉，針對的肌肉都有明顯的進步。

對於免疫系統的研究，甚至表明觀想免疫系統的活動，可以增強免疫功能。其中有些研究是讓做化療的癌症患者觀想免

疫系統的運作，結果顯示他們的狀態要比沒有觀想的患者好很多。把觀想策略應用在各種疾病、外傷和其他身體病痛上，已經是行之有年的做法，在本書中將會提到不少這一類的例子。

本書架構與主旨

本書前半部提出身心連結的科學證據，包括心態對老化的影響、免疫系統及心臟、安慰劑效應的原理及實例、冥想的效果，以及觀想如何改變大腦與身體等；此外，對於觀想如何輔助運動員、中風患者及癌症治療方面，也提出了一些相關研究。

本書後半部主要是介紹觀想的方法及要領、解釋關鍵策略，以及分享全世界各地成功運用觀想的真實例子，其中還包括一份病症總整理，每種病症至少都提供了一個可用的觀想方法。

在本書中，我經常交替使用「觀想」及「心像」（mental imagery）這兩個術語，用以指稱這樣的一個現象：針對某個對象集中心念來形成一個清晰的心智表徵 *。我會在書中深入說明這是什麼意思，以及如何創造這種心理意象。

---

* 編按：心智表徵（mental representation）是指當我們思考某事物或概念時，腦袋裡對應出現的抽象或具象的一個畫面。例如，一想到或提到細胞時，你在心中所「看到」的畫面，就是你對細胞的心智表徵。

　　事實上，這本書是十週年的增訂版，在我二○○八年完成初稿時，不曾想到有多少人會將這本書當成觀想指南來讀，幫助他們從病痛中康復過來，也不曉得有朝一日我會為十週年增訂版寫這篇前言。即便如此，我也很高興有機會略盡棉薄之力。

　　這十年來，科學研究突飛猛進。在這本增訂版中多加了四個新章節，概括說明將觀想技巧用於各種情境的大量研究，包括：(1) 提高運動表現，無論是初學者或精英運動員；(2) 中風患者的復健；(3) 觀想如何影響免疫系統，以及這對接受化療、放療及手術治療的癌症病患可以帶來哪些好處。

　　新增的內容也包括從已發表的科學研究中，歸納出觀想對氣喘、人工膝關節置換、關節炎、間質性膀胱炎、傷口癒合及其他病症的應用，並解釋了觀想如何改變身體狀況。有心深入研究的讀者，可以在書末的參考書目中找到相關的科學文獻。

　　此外，這本增訂版還收錄了新的真實案例，由當事人現身說法他們如何以觀想來輔助治療癌症、慢性疲勞症候群、心血管疾病、小兒麻痺後症候群（post-polio syndrome）、紅斑性狼瘡、花粉熱、甲狀腺功能低下、乾癬、減輕發炎及去除病毒性疣，甚至連對暈車都有效。

　　關於心智對身體的影響，以及心智在輔助治療方面的用途，本書絕對不是一切相關問題的解答，也不是這個主題的最終結論。本書更偏向實用性的指南，從科學的觀點來解釋身心

連結如何運作，以期幫助讀者更有信心地運用自己的心智潛能，同時也簡單地說明如何運用心智來促進療癒。

希望本書可以為有需要的人提供實用的指引，增進康復的信心。同時我也希望，能夠透過清晰、簡潔的文字敘述，把以身心為主題的研究整理出來，進一步帶動更積極的科學研究。

我還要聲明的一點是，《預見療癒》這本書並不是暗示心智是所有病痛的萬靈丹，而是說我們可以把心智當成一個輔助治療的角色，而且有時候它所發揮的作用可能不容小覷。

心智隨時都在影響著我們，既可以讓我們感覺良好，也可以讓我們感覺壓力沉重，但很少人意識到我們也可以指揮心智來影響身體。比方說，想到讓人生氣的人事物會抑制免疫系統、減緩康復速度，而愉快或放鬆的念頭則可以增強免疫系統。

我的建議是，無論你正在採用哪種醫療方式，都可以把心智當成輔助手段，而不是取而代之——就像我們不會用運動代替飲食、用冥想代替睡眠一樣。兩者是相輔相成的，無論哪一個都無法取代另一個。因此，我們應該把心智當成自然療癒過程的助力，以及用來支援藥物和其他的醫療介入。

即便如此，我也無意貶抑心智在療癒過程所發揮的強大作用，畢竟有時候，心智的運用在個別案例確實極端重要。

無論你是病人、好奇的讀者、治療師、醫療保健從業人員或是專家學者，我都希望你能在本書找到一些有價值的收穫。

第一部

密不可分的身心連結

Part I: The Mind–Body Connection

第1章
正向思考的力量

「悲觀者在機會中看到困難，樂觀者在困難中看到機會。」
——溫斯頓・邱吉爾（Winston Churchill）

　　樂觀的人比悲觀的人更長壽！這是美國梅約診所（Mayo Clinic）的科學家花了三十年追蹤四百四十七人得出的研究結論。他們發現，樂觀者早逝的風險比悲觀者低了大約五〇％，於是在報告裡寫道：「……身心是相連結的，心態會影響人生終局——死亡。」

　　這是一個令人震驚的統計數字！研究還發現，樂觀者精力更充沛，比較少出現身心問題，也比較不會有疼痛問題，而且一般而言，他們也比悲觀的人更平和、更快樂、更冷靜。

　　二〇〇四年發表於《一般精神病學彙刊》（*Archives of General Psychiatry*）的研究報告也有類似的發現，該研究得出的結論是：「樂觀與老年人的總死亡率……存在著一種保護性的關係。」樂觀能夠使你遠離疾病。科學家研究了九百九十九

名年齡在六十五歲至八十五歲的荷蘭男女性，測試他們對各種
句子的反應，包括：

「我覺得人生充滿希望。」

「對於未來，我仍然抱持著積極的期望。」

「我的生活中有許多快樂時光。」

「我經常開懷大笑。」

「我還有很多想追求的目標。」

「我的心情通常都不錯。」

結果非常清楚。對於第一個問題，高度樂觀者當然會給予
肯定的答案，比起高度悲觀者，他們在任何死因的風險都低了
四五％，而死於心臟病的風險更少了七七％。

在另一項研究中，檢閱了一百八十名天主教修女剛進修道
院時所寫的自傳。科學家發現，六十年後，那些自傳偏正面的
修女比心態偏負面的同一批修女活得更久。

樂觀的多重附加價值

正面心態之所以如此重要，其中一個原因就是它可以增強

免疫系統，從而增加對抗疾病的能力。一個人的心態如何，會影響他們的情緒經驗；也就是說，心態決定了他們面對生活時，情緒狀態是積極的或消極的。

二〇〇六年，在美國卡內基梅隆大學（Carnegie Mellon University）所進行的一項研究中，科學家研究普通感冒和流行性感冒病毒對不同情緒型態的人有何影響。一百九十三名健康志願者接受訪談，以便確認他們的情緒型態是正面（較常體驗到正面情緒）或負面（較常體驗到負面情緒）。然後，科學家使用滴鼻劑投放病毒。

結果發現，經常保持正面情緒的受試者，上呼吸道受到感染的機率遠低於負面情緒的受試者。

終其一生，心態都會影響我們對病毒、細菌及其他病原體的反應。正面、樂觀的生活態度，對於整體健康與壽命絕對有利無弊。我們面對人生挑戰的處理方式，也取決於我們以何種心態來面對它們。積極、正面的態度可以幫助我們應對挑戰，甚至將挑戰視為機會，而這最終都對健康有好處。

美國芝加哥大學的一項研究，調查了兩百名因為公司縮編而遭到裁員的電信業主管。研究人員發現將裁員視為成長機會的主管，健康狀態普遍優於將裁員視為威脅的主管。心態正面的主管中，只有不到三分之一的人在被裁員時或被裁員不久生病；而心態負面的主管中，卻有超過九成的人病痛纏身。換句

話說，對同一件事情採取正面或負面的態度，對健康的影響大不相同。

　　針對良好心態對健康影響的一些研究，證實心態對心臟的影響甚鉅。美國約翰‧霍普金斯大學做過這一類的相關研究，調查了五百八十六人後發現，積極、正面的態度對預防心臟病的效果非常好。

　　二〇〇三年，北卡羅來納州杜克大學醫學中心（Duke University Medical Center）的科學家們檢視八百六十六名心臟病患者，發現日常情緒偏正面（例如快樂、喜悅、樂觀）的患者，十一年後仍然健在的比例，比日常情緒偏負面的患者高出二〇％左右。

　　哈佛大學公共衛生學院在二〇〇七年的一項研究中，科學家們研究的是情緒活力（emotional vitality）的效應，所謂「情緒活力」被定義為「充滿正能量、認真生活，一種調節情緒與行為的能力」。美國的這項研究共有六千兩百六十五名志願者參加，結果發現情緒活力高的人，罹患冠心病的機率比情緒活力低的人少一九％。由此可知，心態可以維護健康，也可以破壞健康。

關係硬碰硬，心也會變硬

　　「關係硬碰硬，心也會變硬」是美國一份綜述性科學論文的標題，文中探討了猶他大學二〇〇六年的一項研究，該研究發現夫妻相處的態度對彼此的心臟健康有重大影響。

　　科學家們讓一百五十對夫妻討論婚姻話題，錄製成影片後依據夫妻的互動情形來分類。他們發現最能夠互相支持的夫妻，心臟健康情形最好；而針鋒相對最嚴重的夫妻，動脈硬化的情況也最嚴重。這說明了「關係硬碰硬，心也會變硬」！比起充滿敵意、痛苦，不斷批評對方的夫妻，相互扶持的夫妻更有益於健康。

　　有些研究，對敵意的定義是迴避問題，對提問的人不耐煩，直接或間接地挑釁對方。有的研究則把敵意定義為一種憤世嫉俗的信念及對他人缺乏信任的態度，或是好鬥、挑釁及輕蔑。在一項為期二十五年的研究中，就使用了這些類型的定義來作為判斷敵意程度的標準，結果顯示敵意最強的人罹患冠心病的機率是敵意最輕者的五倍，後者的具體表現是更相信別人、更寬容、更溫和。

　　態度與心臟之間的連帶關係非常可靠，以至於二〇〇三年在《美國醫學會雜誌》（*The Journal of the American Medical Association*）發表的一項長達三十年的研究報告，得出以下結

論：「……在判斷罹患冠心病的風險時，敵意是最可靠的重要指標之一。」

只要檢視一個人的飲食和生活習慣，看看攝取了哪些食物、做多少運動、是否抽菸或大量飲酒，科學家通常能準確計算出這個人罹患心臟病的風險。飲食不健康、很少運動、菸酒不離身的人，罹患心臟病的風險通常最高。不過，檢視一個人的心態是偏正面或負面、對他人的敵意程度，也能夠據此準確算出罹患心臟病的風險。好消息是，就像飲食和生活習慣可以改變一樣，心態同樣可以改變。一切都操之在你。

當然，人生在世不如意事十之八九，某種程度上，也會讓我們的心免不了「變硬」，但無論如何，選擇權還是握在我們手上。納粹奧斯威辛集中營的倖存者維克多・弗蘭克（Viktor Frankl）的故事帶給我許多啟示，在他的暢銷書《活出意義來》（*Man's Search for Meaning*）中，他寫道：

> 我們這些待過集中營的人，都會記得那些走過每間小屋並安撫其他人的人，還有把自己最後一片麵包分給別人的人。他們的人數雖然不多，卻足以證明人的一切都有可能被剝奪，但只有一件事例外：人類最後的自由──在任何情境下自由選擇自己的態度，選擇自己要走的路。

　　弗蘭克的話語傳達出一個希望的訊息：無論如何，要抱持什麼樣的心態都是我們說了算。如果我們能夠直探內心深處，必定會做出最高貴的選擇，那是來自最柔軟的心、一個能夠帶給別人慰藉與幸福的選擇；也因此，那會是最有利於我們健康的選擇。

生活滿意度的關鍵

　　芬蘭庫奧皮奧大學（University of Kuopio）的科學家研究了兩萬兩千四百六十一人後發現，對生活滿意度最高的人更長壽。這些科學家對生活滿意度的定義是：「對生活感興趣、快樂，以及生活過得輕鬆安逸。」根據研究人員於二〇〇〇年在《美國流行病學雜誌》（*American Journal of Epidemiology*）發表的報告指出，生活滿意度最低的男性（不包括女性）死於疾病的風險，是生活滿意度最高者的三倍。

　　健康與幸福並不是取決於生活中發生了什麼事，而是我們如何應對。如果你住著好房子，在看到別人擁有更好的房子後，會不會懊惱自己的房子不夠好？還是你想得更多的是對自己房子的喜愛，以及一起生活的家人？

　　俗話說「這山望著那山高」，如果總是認為別人的東西比

自己好，你大概不會太快樂；相反的，如果你更關注的是自家的東西，而不太在意別人擁有什麼，應該會更容易快樂。重要的是，你把注意力放在哪裡；你的態度才是關鍵。

抱怨就像病毒，會到處傳染

你多常發牢騷？在發人深省的《不抱怨的世界》（*A Complaint Free World*）一書中，作者威爾・鮑溫（Will Bowen）鼓勵我們挑戰連續二十一天不抱怨。這表示你要克制自己不吐苦水、不批評，也不進行不公正的論斷。他鼓勵大家戴上腕帶，每次只要一抱怨，就把腕帶換到另一隻手上，提醒我們去注意自己在發牢騷。

這本書令人大開眼界。大多數的人在一開始挑戰時，腕帶一天要換手超過二十次。這樣做，能夠讓你意識到自己的行為。但不用多久，你就會發現四、五天不抱怨，其實很容易做到。

對很多人來說，抱怨及批評已經成了一種生活方式，甚至不會注意到自己有多常這樣做。這是一種習慣。至於抱怨的內容通常跟事實無關，只是我們對那些事情的看法而已。同一件事在不同人眼中，意義可能完全不同。

比如說，你等待的快遞沒有送達，於是你開始埋怨這件事

毀了你一天，延誤了你的行程。你給自己施加壓力，整個神經繃得緊緊的，對你的身體造成了數不清的負面效應。而同樣遇到送貨延誤的狀況，別人可能會決定先做點其他的事情，說不定最後還發現送貨延誤反而是好事。延誤究竟是好是壞？這完全看你決定怎麼看待，而你的決定與健康息息相關。

　　埋怨甚至會影響我們身邊的人。我們鮮少注意到一點：我們就像音叉一樣。敲擊音叉時，附近的物體會產生共鳴。抱怨、吐苦水的情況也跟敲擊音叉一樣，我們會刺激別人也跟著發牢騷。突然間，他們好像受到了啟發，也開始挑剔起生活和世界。抱怨就像我們隨身攜帶的情緒病毒，會傳染給我們遇到的人。

　　想法和態度引發了我們的行動，而行動則創造了我們的世界。因此可以說，我們的想法和態度建構了我們的世界。你選擇什麼樣的世界？這便是威爾·鮑溫要表達的觀點。如果停止埋怨，我們可以開創更美好的世界。此外，這樣的作為，也對身體健康有好處。

　　與其抱怨，不如將注意力放在值得你感恩的事情上。感恩會帶來感恩，越是認真發掘出更多值得感恩的事，越能注意到及體驗到更多的感恩。這對你的心臟有益。

花錢買幸福的條件

「把錢花在別人身上時，錢可以買得到快樂」，這兩句話是加拿大英屬哥倫比亞大學（University of British Columbia，簡稱卑詩大學）二〇〇八年三月二十日新聞稿的標題。新聞稿中提到，研究結果顯示，把錢花在別人身上比花在自己身上更快樂。由卑詩大學科學家所做的這項研究，二〇〇八年發表於《科學》（*Science*）期刊上。研究結果顯示，將錢用於「利社會行為」[*]的人更快樂。利社會行為指的是把錢用來買禮物送人或捐給慈善機構，而不是花在自己身上。

共有六百三十二人參與這項研究，科學家請他們評估自己的總體快樂程度，並列出每個月的收支情況（包括帳單、送別人的禮物、給自己的禮物，以及給慈善機構的捐款）。該研究報告稱：「不論收入多寡，為別人花錢的人更快樂，而在自己身上花更多錢的人則沒有這種感覺。」

最快樂的人是把錢送出去的人，這個結論完全顛覆了大多數人的想法──我們需要把錢都留給自己「以防萬一」，錢越多，我們就越快樂。然而，即便我們送出去的金額不高，也可

---

* 編按：利社會行為（prosocial behavior）是指主動對他人有利且不求回饋的社會行為。

以獲得快樂。

　　為了驗證這個理論，科學家給了四十六名受試者五美元或二十美元，要求他們在當天下午五點前花掉，其中一半的受試者要把錢花在自己身上，而另一半的受試者則花在別人身上。等到任務完成後，為別人花錢的受試者回報的快樂程度，高於為自己花錢的人。科學家說：「這些發現說明，每天只需要調整支出分配，哪怕只有五美元，就能帶來更多快樂。」

　　你不妨在今天以你喜歡的方式，把東西送給想要送的人。

　　其他許多研究發現，即使如今的收入與可支配收入比起五十年前我們祖父母輩那時要高出許多，但我們並沒有更快樂。事實上，一些民調顯示，現在的人不如五十年前快樂。

　　卑詩大學的研究顯示，收入用途比收入水準更重要。薪水微薄但大方慷慨的人，可能比年薪數百萬、把錢全花在自己身上的人更快樂。所以錢不是問題所在。有錢固然快樂，但沒錢也可以快樂。快樂與否，很大程度要看你如何使用自己所擁有的東西。同樣的，一切都操之在你！

　　事實上，這項研究的一部分是以波士頓一家公司的十六名員工為對象，評量他們在收到三千至八千美元分紅後的快樂程度。研究人員發現，快樂程度與分紅金額多寡無關，而與這筆錢的用途有關。撥出更多錢買禮物送人或捐贈給慈善機構的人，比把錢全部都留給自己用的人快樂。

影響老化速度的關鍵因素

心態會影響老化的速度。事實上,越是積極、正向的人越長壽!這是耶魯大學科學家們的研究結論,他們請六百六十人回答關於心態的一系列問題,例如:「年紀越大就越沒用。同意或不同意?」普遍不認同這一類說法且對老化抱持正面態度的人,比認同這一類說法且對老化抱持負面態度的人,大約多活了七年。

心態除了影響心臟之外,耶魯大學的科學家甚至還得出以下結論:比起血壓、膽固醇、抽菸、體重及運動量等因素,心態對壽命更具影響力。

想法和感覺會從許多方面影響我們。二〇〇六年,德州大學在一項研究中,調查了兩千五百六十四名六十五歲以上的墨西哥裔美國人,結果發現積極、正面的情緒狀態有降低血壓的效果。

二〇〇四年,德州大學的科學家甚至發現,衰弱與心態有關。他們研究了一千五百五十八名墨西哥裔美國人社區的老年人,從體重減輕、疲憊程度、步行速度及握力來評量他們的衰弱程度。持續追蹤一段時間後,他們發現心態最正面的人最不容易變得衰弱。

二〇〇六年的一項生活滿意度研究,也得到了類似的結

果，科學家發現八十歲以上的老年人中，對生活感到滿意的人會更長壽。這項研究結果發表於《老年醫學期刊》（*Journal of Gerontology*），主持研究者是芬蘭于韋斯屈萊大學（University of Jyväskylä）的科學家。他們檢視了三百二十名填寫「生活滿意度」問卷的受試者後發現，生活滿意度最高者的死亡風險只有生活滿意度最低者的一半。

有人可能會說，身體健康的人，其心態本來就偏正面，自然會得出這樣的研究結果及類似的推論。雖然這個說法基本上沒錯，但整個研究確實也清楚表明心態會影響健康。

基本上，如果你的心態很正面，身心也很活躍，就可能擁有更好的健康狀態，即便生病也會更快就康復。此外，你的精神與體力也可能持續更長的時間。到目前為止，許多研究心態與老化過程的研究人員，得出的結論也大致如此。我們老化的速度，不必然跟我們所想的一樣快。

許多人都堅持認為大腦與身體會隨著年齡而日漸衰退，並用來解釋自己為何會健忘、思慮不清、起床時渾身僵硬等現象。沒錯，大腦與身體確實會隨著時間變化，但我們可以影響變化的速度。

大腦回春不是夢

　　帕澤特科學公司（Posit Science Corporation）是一家專門訓練大腦的美國企業，旗下的科學家發現，與年齡相關的腦力衰退其實可以逆轉。心智與身體衰退的一個重要原因，就是缺乏鍛鍊，亦即所謂「用進廢退」的道理。一旦停止使用某塊肌肉，它會萎縮，變得軟弱乏力。相反的，持之以恆地鍛鍊某塊肌肉，它會變得越來越壯。即使你的肌肉因為沒有使用而流失，在經過刻意鍛鍊後，也能恢復部分或大量的功能。心智功能也一樣。如果我們能夠多使用大腦，即使是上了年紀後，大腦也能運作良好。

　　科學家為了這項研究，設計了一套訓練計畫來提高神經可塑性，也就是增加大腦的連結能力。就像在後面章節會看到的，大腦跟我們以前所想的不一樣，它不是固定不變的，而是會隨著我們的學習與經歷而不斷變化。

　　這群科學家在《美國國家科學院院刊》（*Proceedings of the National Academy of Sciences, USA*）發表論文，指出老年人在訓練後，記憶力有了明顯的改善。這項研究的受試者是一群六十至八十七歲的老年人，他們參與了為期八至十週的聽覺記憶訓練，包括每週五天、每天聽一個小時的音樂。完成訓練計畫後，他們的記憶力有了長足的進步，表現得就像是四十至六

十歲的人，而不是六十至八十七歲。他們的心智能力回復到大約二十年前的水準！

　　一九八一年，哈佛大學教授艾倫‧蘭格（Ellen Langer）進行了一項新穎的實驗。她帶領著一群年逾七十歲的志願者前往一處僻靜中心住了十天，請他們全程假裝那是一九五九年，並「試著按照自己在二十二年前的樣子生活」。僻靜中心的環境重建了一九五九年的氛圍，播放一九五九年的音樂，提供一九五九年的雜誌，志願者同樣穿著一九五〇年代的服裝，甚至連電視都在播放錄製好的一九五〇年代的節目。志願者平常聊天也要裝作是一九五九年──討論當年的話題及時事，即使聊起自己的孩子時，也要比照二十二年前的情況。

　　實驗一開始，科學家們先測量了所有老人的一系列生理狀態，包括身高、手指長度、肌力、心智認知能力及視力。在僻靜中心待了十天後，又測量一次。令人驚訝的是，他們發現所有志願者在生理上竟然年輕了好幾歲。

　　當志願者照著自己年輕時的樣子生活時，內在也跟著變年輕了。他們的身高變高（背部肌肉的變化，讓他們站得比較挺）、手指變長，智力及視力也得到了改善，有些人甚至還恢復到戴眼鏡前的度數。還有一些志願者的心智與生理狀態都年輕了好幾歲，他們中的大多數人也在智力測驗中拿到了更好的成績。

　　這項研究清楚地呈現了一個事實：我們的想法、感受、行為、用腦方式、用腦頻率，確實影響深遠。年輕時，我們經常從事腦力及體力活動，而在經歷了成年歲月的洗禮後，我們對自己可以做的事、應該做的事、實際去做的事，有了與年輕時完全不同的想法。

　　此外，年紀越大，我們也越少動腦。在職業生涯的早期階段，我們積極主動、有幹勁，但隨著時光流逝，我們的身體與精神會日漸衰退，活躍度大不如前。但其實不必然會這樣，只要做點改變就能扭轉這一切。許多健康活到九十多歲的人在大限來臨之前，身心兩方面都還很活躍。

　　最近的神經科學研究發現，成年人鍛鍊大腦的最佳方法包括學習一門新語言或跳舞。我們不需要說一口流利的外語，也不用特地跑到國外（等我們會講一些當地語言後，或許想去走一趟），更不需要在週末夜晚跑去夜店炫耀舞技。我們要做的，只是使用大腦去學習語言或舞步，因為關鍵在於學習──也就是接觸新事物。

　　研究顯示，積極使用大腦可以降低罹患阿茲海默症的風險。曾在《美國醫學會雜誌》發表研究報告的作者寫道：「平均而言，聲稱自己經常從事認知活動的人……罹患阿茲海默症的風險，比不常從事認知活動的人低四七％。」

什麼年齡做什麼事，真的嗎？

　　許多成年人認為，頭腦和身體必定會隨著年齡而明顯衰退，於是改變自己的行為來適應這樣的變化，以致退化得更快。他們開始擺出老態，不再保持年輕的心態。他們不常活動筋骨，也不常動腦，卻不見得是因為老了，而是相信這就是人生的必經過程。換句話說，很多人在拿捏行為舉止時，往往會表現出他們認為應該有的模樣，而不是按照自己的實際感覺或想要的感覺行事。

　　狄帕克‧喬布拉（Deepak Chopra）醫師在有聲書《神奇的心智，神奇的身體》（*Magical Mind, Magical Body*）中說：「關於老化過程，有一個事實越來越清楚，那就是我們覺得正常的老化過程，很有可能是一個過早的認知承諾⋯⋯身為物種之一，我們必須面對老化這個現實。」

　　有一次，我聽了喜劇演員比利‧康諾利（Billy Connolly）的話後不禁捧腹大笑。他說，當他從椅子站起來，注意到自己發出「唉唷」的聲音時，他就曉得自己老了。起身時唉唉叫有時是習慣使然，有時只是因為別人都這樣做。我們會無意識地注意別人的行為，並比照我們「應有的樣子」來調整自己。

　　我曾注意過我一個四歲大的外甥，他在身邊的幾個大人離座時，也跟著學他們的動作。我只得給他正向的強化，告訴他

他其實很強壯（比那些老人家強壯多了），因為他不用唉唉叫就能從椅子上一躍而起。從此之後，他再也沒有這樣做過。

二○○四年，北卡羅來納州大學的科學家在《心理學與老化》（*Psychology and Aging*）期刊發表了名為「促發」（priming，心理學術語，指的是一個人會下意識地受到某些觀念的刺激）的實驗成果。他們找來了一百五十三名受試者，讓他們在接觸過某些詞彙後進行記憶力測驗。其中一組受試者被提示的詞彙是「困惑的」、「古怪的」、「虛弱的」、「衰老的」，而另一組受試者被提示的詞彙則是「成功的」、「活躍的」、「有尊嚴的」、「傑出的」。

隨後，受試者開始接受記憶力測驗。結果顯示，接受帶有「老化意味」詞彙提示的老年人，表現遠遠不如接受帶有「積極意味」詞彙提示的老年人。因此，科學家寫道：「……如果老年人被視為有能力、有生產力的社會成員，那麼他們的表現也會如此。」

重要的不只是我們的心態及我們看待自己的方式，還有我們如何看待他人。如果你把別人看成年老體衰，或是像對待三歲小孩的方式來和他們說話（八成會惹惱他們），這樣的行為可能會逐漸侵蝕對方的精神，導致他們開始相信你如何看待他們，他們就應該成為那樣的人。

我認為，如果人們相信九十歲的人仍然可以活得老當益

壯，如果年輕人可以把老年人視為充滿故事、歷練豐富的智慧寶庫，那麼八、九十歲還活得精神奕奕的老年人，肯定比現在還要多上許多。這完全取決於我們一念之間。

有人說，態度決定一切，我認為相當有道理。如果我們學會看見事情的光明面，說不定就能活得更久、更健康、更快樂。想要這樣的人生，一個好方法就是停止抱怨、懂得多感恩，以及心存善念。

在下一章中，我們要談的是信念為何如此強力，甚至影響到我們的療癒能力。

第2章
相信的心靈力量

「一個人的外在生活條件，總是反映出他內在的信念。」
——詹姆斯‧艾倫（James Allen）*

想像一下，假如科學家研發出一種新藥，只要吃一顆就可以改善（有時是治癒）絕大多數已知疾病的症狀。這勢必會成為全世界的頭條新聞，榮登史上最暢銷的藥品。事實上，這樣的東西已經存在了。請容我來介紹一下——安慰劑！

安慰劑說白了就是假藥，只是一種外觀與真藥幾可亂真的糖錠。安慰劑大都用於藥物試驗的對照組，既然是對照組，本來就不應該有任何藥效——但偏偏它就起了作用，原因就是患者以為那是真藥。也就是說，安慰劑之所以有療效是來自患者的信念！

---

* 編按：詹姆斯‧艾倫（James Allen, 1864-1912），英國哲學作家，以勵志書籍和詩歌聞名，代表作品有《心靈日記》（*Meditations for Every Day in the Year*）、《所有境遇都有福報》（*The Path to Prosperity*）。

安慰劑效應原被視為臨床藥學研究的麻煩事,現在卻搖身一變成為值得以科學方法一探究竟的生理現象。

這段話出自義大利都靈大學(University of Turin)醫學院的神經學教授法布齊歐・班內迪帝(Fabrizio Benedetti),他是安慰劑效應的世界權威,據說他的安慰劑研究實驗室是全世界最先進的。

自從大腦成像技術問世以來,科學界就開始對安慰劑效應產生了濃厚的興趣。如今研究顯示,像疼痛和帕金森氏症這一類已被充分研究的病症,當患者相信安慰劑是真藥時,他們大腦發亮的部位跟使用真藥一樣,並開始製造必要的物質來達到預期的效果。

換句話說,如果他們認為疼痛會緩解,大腦就會製造止痛藥;如果認為手腳會變靈活,比如帕金森氏症的患者,大腦就會分泌多巴胺。

帕金森氏症的症狀是由於大腦製造多巴胺的能力受損,波及了活動能力。研究顯示,當帕金森氏症患者在服用被告知是抗帕金森氏症藥物的安慰劑後,活動能力真的會變好。腦部掃描顯示,控制動作的腦區會被活化,平時缺乏多巴胺的腦區真的分泌出多巴胺。由此可知,他們活動能力的改善並不是單純的「心理」作用,而是大腦確實釋出了多巴胺。

大腦是人體的天然製藥廠

使用安慰劑後，大腦會分泌化學物質的現象，在一九七八年首度獲得證實。當時加州大學舊金山分校的科學家發現，安慰劑的止痛效果是因為大腦自己所製造的天然止痛藥。研究發現，大腦生成的天然止痛藥是效果類似嗎啡的鴉片類化學物質，只不過這是身體製造的天然版嗎啡，被稱為內源性類鴉片（endogenous opiates）。更多的近代研究也陸續證明，同樣的情形也發生在其他許多病症所使用的安慰劑上──大腦會製造天然的「藥物」，提供患者預期的療效。

在我們的大腦與身體裡有成千上萬種天然物質。《基因中的精靈》（*The Genie in Your Genes*）一書作者道森・丘吉（Dawson Church）說：

> 我們每個人手中都握有一把藥房的鑰匙，藥房裡有令人眼花撩亂的各種治療化合物……我們的大腦會自行生產藥物，其藥效與醫生開給我們的處方藥差不多。

二〇〇五年，班內迪帝在《神經科學期刊》（*Journal of Neuroscience*）發表的一篇科學論文寫道：「……在不同治療中觀察到的安慰劑效應，其效果往往近似於實驗中的有效治療。」

也就是說，如果偷偷把治療某種症狀的藥物換成安慰劑，據信人體會製造出與原本藥物效果相當的天然版本。假如原本藥物是止痛藥，大腦便會製造出天然的止痛藥；如果是抗帕金森氏症藥物，大腦製造的便是天然的抗帕金森氏症藥物，也就是多巴胺。

無獨有偶的，許多憂鬱症的研究都指出大腦會製造天然的抗憂鬱藥物。例如大腦掃描顯示，用安慰劑來取代抗憂鬱藥氟西汀（fluoxetine，商品名百憂解）時，安慰劑對大腦的影響，與真正的抗憂鬱藥差不多。

這是發生在分子層次的「心靈勝於物質」現象，也讓我們再也不能駁斥安慰劑效應是子虛烏有的「幻想」。身為製藥業的前科學家，我知道這種現象一般都被稱為「心理作用」，而現在我們知道腦袋裡發生的事，實際上改變了我們的生物化學狀態。

當你相信某事物為真時，大腦通常就會生成相應的化學物質，讓你相信應該發生的事情真的發生了。

只要相信就有效：安慰劑效應

在使用安慰劑的病例中，有三五％的病人獲得有效的舒

緩，不過這是一個相當籠統的數據。實際上，還要考慮到疾病種類、藥物試驗的性質、開藥或配藥者的措辭，以及臨床醫師的著裝、年齡、是否有白髮或戴眼鏡，甚至是藥劑師的性格等，當然還涉及到患者想要康復的意願、對病情會好轉的信念有多強等因素。

安慰劑效應的發生率，可以低至一○％，也可以高至百分百。較高的數值意味著我們能夠掌控的自癒力比一般想像的高，而在有些安慰劑研究中，受試者被激發的自癒力也比其他研究來得高。

疼痛是許多安慰劑研究的焦點，部分原因在於這是容易做的項目，可以藉由實驗手段來製造疼痛，不用等到疼痛真正發作才能開始研究。在加拿大的一項研究中，引發受試者產生疼痛感後，再使用安慰劑來止痛，結果有七成以上的受試者獲得有效緩解。根據腦部的磁振造影掃描顯示，對痛覺起反應的大腦部位活動減少。

安慰劑效應相當普遍，尤其是有些心臟藥物的安慰劑效應特別高。許多科學家認為，這是由於心與腦緊密連結的關係。二○○七年，有一家藥廠發表鬱血性心臟衰竭的新藥試驗結果，顯示使用這種藥物的心臟患者有六六％的病情獲得改善，治療成績非常不錯。但使用安慰劑的對照組，也有高達五一％的患者有好轉跡象。

　　「克氯吩貝」（clofibrate）是一九八〇年代及九〇年代廣泛使用的降膽固醇藥物，在一項藥物試驗中，服用該藥的患者五年存活率為八〇％；而使用安慰劑的患者，五年存活率也高達七九・一％。

　　一九九七年，在一項治療良性攝護腺肥大的藥物研究中，有半數以上的受試者在使用安慰劑後，症狀明顯改善。

　　安慰劑效應在慢性疲勞的治療上也很常見。一九八八年，美國國家過敏及傳染病研究所（National Institute of Allergy and Infectious Diseases）的科學家們在治療慢性疲勞症候群的「艾塞可威」（acyclovir）新藥試驗結果發現，有四六％的用藥者病情好轉，而安慰劑對照組中也有四二％的患者獲得緩解。

　　一九九六年在測試類固醇藥物「氫化可體松」（hydrocortisone）用於治療慢性疲勞的效果時，安慰劑對照組中有五〇％的患者病情有起色。一名患有嚴重慢性疲勞症候群的三十幾歲女性，原本「氣力嚴重不足」、「沒精神，無法工作，大半時候都在家裡」的症狀，在使用安慰劑後都明顯緩解了。

　　像這樣的試驗結果，並不表示原先的病症不是真的，例如有些人就認為根本沒有所謂的慢性疲勞症候群（也稱為肌痛性腦脊髓炎）。同樣的道理，有時某種藥物的藥效沒有比安慰劑好多少，我們便認為該藥物沒有療效。但未必如此。有時是因為當事人對康復的信心或期望太強烈，以至於蓋過了藥效。

研究更顯示，同一種化學物質甚至既可以是安慰劑，也可以是反安慰劑（與安慰劑效應相反，病人會出現負面的症狀）。一九六九年，在《身心醫學》（*Psychosomatic Medicine*）發表的一篇論文描述，研究人員把裝有安慰劑（水蒸氣）的吸入器給四十名氣喘患者，並告訴他們那是會導致支氣管收縮的過敏原。

結果其中十九名患者（四八％）的氣管明顯收縮，並有十二人氣喘發作。接著，研究人員又給他們另一個吸入器，聲稱可以解除他們的症狀，結果也見效了，雖然吸入器裡面同樣也是水蒸氣。

研究人員還告訴一名受試者，吸入器中含有花粉。很快的，她就出現了花粉熱的症狀，氣管也收縮了。在第二次實驗中，研究人員告訴她，吸入器內只有過敏原，沒有花粉，這一次她只出現氣喘的症狀。第三次實驗時，研究人員告訴她吸入器含有花粉，她再次出現花粉熱症狀，也引發了氣喘。

這些觀察結果為我們上了重要的一課，揭示心智對身體的影響不容小覷。一個想法或信念不僅僅是「腦子裡的事」，而心智更不只是我們用來解讀世界的工具而已。每一個想法、每一個信念，絕對不是那種虛幻不實的玩意兒。想法和情緒確實會影響身體狀態，甚至可以提高身體的表現。

信念對日常表現的影響

二〇〇七年的一項安慰劑研究，模擬了一場實驗性質的體育比賽，研究人員讓一群業餘運動員固定在平常訓練時使用嗎啡（僅供研究之用），也讓他們在嗎啡的刺激下進行比賽。然而，等到正式比賽當天，研究人員偷偷把嗎啡調包成安慰劑。

儘管如此，運動員的表現仍然跟使用真的嗎啡一樣。我們的身體能夠自行生產天然藥物，但不是同化類固醇（anabolic steroids）一類的藥物，就這個例子來說，是一種能夠提升體能表現的天然物質。

二〇〇七年，哈佛大學的一項研究甚至發現，同樣程度的鍛鍊帶來的效益因人而異，要看當事人是否認為那是一種有益身體的運動。

一共有八十四名飯店的女清潔工參與該研究，她們平常的工作量已超過了美國衛生部建議的每日運動量。不過，這群女清潔工顯然沒有意識到這一點，認為她們只是在工作而已。事實上，研究人員調查她們時，還發現其中有五十六人說自己完全不運動。然後，研究人員將這群女清潔工分為兩組。

研究人員跟著第一組女清潔工從頭到尾檢視她們平常所做的工作，從拉著沉重的清潔器材到處走動，到吸塵、更換床單及一般清潔，由此知道她們平常的運動量非常足夠，也細數了

每一項勤務會燃燒多少熱量。研究人員告訴這一組女清潔工，她們日常的活動量實際上已經超過衛生部建議的每日運動量。不過，研究人員沒有對第二組女清潔工透露任何訊息。

一個月後，研究人員為八十四名女清潔工做體檢。結果發現，第一組（知道自己做了大量運動）女清潔工的體重全部減輕了，不僅腰臀比、身體質量指數、體脂率下降了，連血壓都降了一〇％。心智力量，真的很強大！

你所相信的事，甚至會影響學業表現。二〇〇六年，在《科學》（*Science*）期刊發表的一份研究調查了兩百二十名女學生的數學成績，研究人員把這些學生隨機分為兩組，再分別給她們讀了兩篇假造的研究報告。其中一組女學生看到的假報告說，科學家發現（男性獨有的）Y染色體讓男生在數理方面比女生多了五％的優勢；而另一份捏造的報告則聲稱，男性在數理上占了五％的優勢，純粹是因為從小時候開始，老師們灌輸給他們的男女生刻板印象所造成的。

後來這些女學生在接受數學測驗時，相信男女差異純屬刻板印象的那一組女學生，成績遙遙領先認為自己的基因先天就居於劣勢的女學生。

醫生的問診態度也會影響治療結果

在藥物試驗中，安慰劑效應常常被視為麻煩事。因此，有些藥廠會努力去除安慰劑效應，以便更準確地測試出藥物的功效。然而，事情不見得會照著計畫走。

典型的藥物試驗，受試的患者不是領到真正的藥物，就是拿到安慰劑。症狀緩解的安慰劑組成員，也就是對安慰劑有反應的那些人，會從試驗中除名。之後，對安慰劑沒有反應的其他安慰劑組成員會再進行新的試驗。但有一些研究顯示，如果在第一次試驗中有三五％的人對安慰劑有反應而改善病情，即使第二次試驗前已經剔除了對安慰劑有反應的那些人，第二次試驗的結果照樣會有三五％的患者對安慰劑起反應。

許多做過這類藥物試驗的藥廠，對這個現象大感不解。但出現這種結果的原因，卻出在兩次試驗裡唯一不變的因素——醫生！他們從一項研究到下一項研究，說的是同樣的話語，以相同的熱忱和受試者溝通。他們說了什麼、如何表達、對治療的熱忱如何，以及他們如何與受試者交流，這些都影響重大。

例如，在一九五四年的一項研究中，研究人員為潰瘍出血的患者施打注射用水，但跟部分患者說施打的是能夠治癒疾病的藥物，又跟其他患者說施打的是藥效不明的實驗性藥物。在被告知注射的是能治癒疾病的患者中，有七〇％明顯病情好

轉；而被告知注射的只是實驗性藥物的那組人，只有二五％的病情有改善。

在另一項研究中，班內迪帝在病人不知情下，對手臂疼痛的患者使用安慰劑（生理食鹽水）來測試其效果。當他沒有告知病人注射針劑有何作用時，病人的疼痛程度沒有得到緩解；相反的，當他為患者注射安慰劑（同樣是生理食鹽水）時，告知對方：「這是止痛藥，幾分鐘後你的疼痛就會減輕。你可以放輕鬆，幾分鐘後再回報你的痛感。」結果，患者的疼痛真的減輕了。

一九七八年的一項研究則涉及牙科注射，患者在接受口腔注射前會拿到一顆安慰劑藥錠，牙醫會「天花亂墜」地誇大藥效或是「貶低」藥效。比起聽到貶低藥效的患者，聽到誇大藥效的患者打針時的痛感降低了很多，也沒那麼焦慮和害怕。

一九八七年，《英國醫學期刊》（*British Medical Journal*）發表了一篇標題為「全科醫病諮詢：積極正向的問診有意義嗎？」（General practice consultation: is there any point in being positive?）的論文，有兩百名（身體微恙的）患者分別接受了積極或消極的問診。得到積極問診的患者，明確被告知身體哪裡出問題，而且病情不出幾天就能好轉。而在消極問診中，醫生則告訴病人不確定他們身體哪裡出了問題。

兩週後，得到積極問診的患者有六四％說自己好轉了，而

接受消極問診的患者，只有三九％回報病情有改善。「積極問診」的力量幾乎是消極問診的兩倍。

傳達訊息時要展現多少熱忱，可能會讓現在的醫師左右為難。一方面，他們知道自己所說的話不是兒戲，另一方面又有告知患者事實的責任，例如藥物已被證實的效果有哪些，又有哪些局限等等。醫師說什麼固然重要，而怎麼說也很重要。目前的研究顯示，醫生的措辭、舉止、同理心、溫暖、權威性，以及熱忱和自信，都會對病人產生相當大的影響。

我們需要更多研究，才能讓醫師對於什麼能說、什麼不能說，以及話要怎麼說最有用，有更多的自由及餘裕。但是話說回來，你要相信什麼，還是由你決定。你擁有許許多多的力量，我的意思是，你擁有思考的能力、感受的能力以及相信的能力，而你的想法、感覺及信念都會影響你的生理狀態。

樂觀與悲觀的人，
對同一種藥的反應大不同

有些研究已經證實醫師的個性對於病情的影響力，但患者的個性也會影響他們如何接收及解讀訊息，從而影響安慰劑對他們的效果。

二〇〇五年至二〇〇七年間，美國俄亥俄州托雷多大學
（University of Toledo）的科學家比較了樂觀者與悲觀者對安
慰劑的反應。在一系列實驗中，他們分別給樂觀者與悲觀者一
顆藥錠（安慰劑），並告知這藥會引發身體不適。比起樂觀
者，悲觀者出現身體不適的人數更多，不適程度也更高。接
著，科學家又給樂觀者和悲觀者安眠藥的安慰劑，告知這藥會
改善睡眠品質。這一次，是樂觀者對安慰劑更有反應、服用後
睡眠品質更好，而不是悲觀者。

　　該研究顯示，遇到可以從中受益的事物，樂觀者更容易受
惠，而對於會讓自身情況變得更糟糕的事物，則是悲觀者更容
易起反應。

條件反射讓安慰劑力量更強大

　　我們還可以強化安慰劑的力量，其中一個方法稱為制約。
有一種典型的制約實驗，是科學家先給患者真正的藥物，服用
幾天後再偷偷換成安慰劑。當然，因為患者沒有察覺到任何異
狀，因此當他們「服藥」（已換成安慰劑）後會預期藥物同樣
會發揮效果，因而讓安慰劑的藥效跟真藥一致。這代表他們已
經受到了「制約」，相信自己接受的針劑或藥錠會有療效，如

同巴夫洛夫的狗＊一樣，一聽到鈴聲，便會因為條件反射而流口水，代表狗兒已受到制約。

研究顯示，制約時間越長，效應越大，心智越能夠滲透進身體系統，而安慰劑的力量也越強。在一些制約實驗中，安慰劑效應更是強化到百分之一百——也就是所有受試者都受到了影響。

在一項實驗中，科學家給受試者一種調味飲料，其中含有一種可以抑制免疫系統的化學物質「環孢靈」（cyclosporin A）。每次志願者喝下飲料後，免疫系統都會變弱。幾天後，科學家把飲料調包成不含「環孢靈」的飲料，但志願者的免疫系統照樣變弱。如果實驗第一天，科學家在給受試者飲料時，明確告知飲料會弱化他們的免疫系統，起反應的受試者就不會有那麼多人，也就是安慰劑效應會較小。

班內迪帝也做過一個類似的實驗，他給予受試者安慰劑，並告訴他們那是止痛藥，結果受試者的疼痛程度減輕了。但是，當科學家告訴受試者，藥物會提高生長激素的濃度時，卻沒有任何效果。想要改變生長激素的濃度，科學家必須強化安慰劑的力量才行。

＊ 編按：巴夫洛夫（Ivan Petrovich Pavlov），俄羅斯生理學家，以制約實驗聞名：他在每次餵狗前都會搖鈴，後來狗兒一聽到鈴聲就會條件反射地流口水。

於是，他們使用可以提升生長激素濃度的物質「舒馬曲坦」（sumatriptan），來建立制約反應。使用舒馬曲坦幾天後，受試者的生長激素濃度提高了，然後再偷偷把受試者的舒馬曲坦換成安慰劑，結果他們的生長激素濃度仍然提高了。雖然安慰劑沒有任何效果，但透過制約反應，心智已經把使用舒馬曲坦與改變激素濃度連結在一起，即使受試者沒有意識到這些變化。

安慰劑能夠取代真正的藥物嗎？

二〇一六年，義大利都靈大學醫學院的班內迪帝表示，帕金森氏症患者可以用安慰劑取代藥物阿朴嗎啡（apomorphine）的部分劑量。

如果患者沒用過阿朴嗎啡，一開始就用安慰劑，安慰劑不會有任何臨床效果。但是，如果讓患者先使用一次或更多次的阿朴嗎啡後，再偷偷換成安慰劑就會有效；而且安慰劑效應，與使用阿朴嗎啡的次數成正比。

這意味著，患者的大腦記取了經驗。例如，假設患者使用過兩次阿朴嗎啡，安慰劑效應會比只用過一次阿朴嗎啡的效果來得好。如果患者先前用過三、四次的阿朴嗎啡，安慰劑效應

就會更強。換句話說，安慰劑的效果如何，是視患者用過幾劑阿朴嗎啡而定。

　　臨床上判斷病情有無改善，方法是測量手腕肌肉的僵硬程度及腦部單一神經元的活動量。在患者使用安慰劑後，手腕肌肉的僵硬度會變低，而大腦的個別神經元活動量會增加。神奇的是，如果患者在使用安慰劑前，已經注射過四次阿朴嗎啡，安慰劑帶來的臨床改善效果及神經元活動量的改善，都與使用阿朴嗎啡的療效一樣好。

　　另一項研究則讓患者使用嗎啡三天，然後在第四天偷偷換成安慰劑，結果患者得到的止痛效果與注射嗎啡時相同。

　　這項發現有多方面的含意，還包括一個事實：對某些病症來說，患者可以停用真正的藥物，用安慰劑來代替。安慰劑或許無法全面取代藥物，卻可能減少患者需要的藥物劑量。如此一來，全世界各地的公共醫療保健服務就可以省下大量的醫療費用，轉用於更妥善地照顧其他患者。

　　這個過程稱為安慰劑控制減藥（Placebo Controlled Dose Reduction, PCDR）。在我寫這一章期間，安慰劑控制減藥在小型試驗中，已被證明不僅對帕金森氏症和疼痛有效，甚至連注意力不足過動症（ADHD）、乾癬、部分過敏症，以及紅斑性狼瘡、多發性硬化症等需要抑制免疫系統的疾病，也是有效的；甚至還被考慮用於避免器官移植後的排斥作用上。

我們的大腦有好幾兆條神經迴路，分別與人體的各部位相連。我們會一次次活化這些神經迴路，因此當我們服用或注射藥物時，即使是安慰劑，我們的神經迴路都會被活化。這是因為我們的潛意識會將藥劑或針劑與免疫作用或賀爾蒙變化聯繫在一起，前述的兩項研究證實了這種情況。

光靠意識去影響自己的生長激素濃度、多巴胺濃度或免疫系統，可能很難收到什麼效果（雖然後文你將會學到如何影響免疫系統）。但制約反應不同，它會增強安慰劑效應、強化心智的力量；透過制約反應，我們可以改變一般情況下無法啟動的身體系統。這也證明了我們握有可觀的力量，能夠運用心智來影響自己。而我們要做的，就是取用這種力量。

本書後面會談到，我們可以透過另一種方式來調整身體系統，也就是透過觀想來提升心智的力量。

第3章
讓藥物更有效的關鍵

「耳聞之事切莫相信，眼見之事信一半就好。」

——班傑明‧富蘭克林（Benjamin Franklin）

　　有些藥物沒有機會進入市場，因為新藥試驗證明其藥效不比安慰劑好。有些情況是藥效真的很低，但有些情況是藥效可能很強大，只不過碰巧安慰劑效應也很強。於是，原本可能很不錯的藥物就被視為無效。但這些例子完全忽略了安慰劑的力量——也就是在新藥試驗中，受試者的心智力量。

　　抗憂鬱藥物往往如此。有些世界最暢銷的抗憂鬱藥物，有時會被認為相對無效，因為證據顯示大部分的抗憂鬱功效，安慰劑效應就占了大部分。

　　例如，一項二〇〇八年的統合分析（將多個研究結果整合在一起的統計方法），一共分析了總計五千一百三十三名患者、三十五項抗憂鬱藥物氟西汀（商品名百憂解）、萬拉法辛（venlafaxine，商品名速悅）、帕羅西汀（paroxetine，商品名克憂

果）的臨床試驗，發現這些藥物的效果有八一％來自安慰劑效應。只有在重度憂鬱症患者身上，藥物與安慰劑的效果才有顯著差異。既然安慰劑效應如此高，要證明藥物真的有效就非常困難。

雖然關於這一點存在著很多爭議，但這類研究時常忽略的一項重要事實是，信念或類似信念的東西，對人類的心理健康有相當正面的影響。抗憂鬱安慰劑有效的原因之一，可能是安慰劑為人們帶來了一線希望。幾年前，我曾經罹患憂鬱症一段時間，記得當時一度對未來懷抱著希望。正是這樣的希望，支撐我度過後來更煎熬的日子。

安慰劑也可以發揮類似的效果。當患者得知某些藥物可能有效時，這樣的正面期望或許就足以戰勝一些抑鬱情緒，尤其是在每日服藥的情況下。這有點像每天都被給予一些積極的期待，抱持著康復的一線希望。關鍵在於，希望來自我們內在，是我們從自己的信念油然而生的感覺。至於希望或信心，則可以寄託在任何人事物之上。但取用這種心智力量的要訣，則是認清什麼才是我們應該關注的重點，答案就是我們的所思所想，以及所相信的東西。我們總是下意識地把希望或信心寄託在對我們有意義的事物上，但我要再重申一次，是我們賦予這些事物的意義促成了療癒，而不是事物本身。

OK 繃要長什麼樣子，
才能讓傷口更快癒合？

　　醫療人類學（medical anthropology）教授丹尼爾・摩爾曼（Daniel Moerman）在傑作《意義、醫學與安慰劑效應》（暫譯，*Meaning, Medicine and the 'Placebo Effect'*）一書中，將許多安慰劑效應稱為「意義反應」（meaning responses）。這是因為安慰劑的許多療效，都來自患者賦予治療的意義。也就是說，我們的治療效果，有部分是取決於我們對藥物或治療方法的認知。

　　摩爾曼在書中寫道：「我們與促成療癒的環境交互作用──比如外科手術的雷射『威力』，或是含有興奮劑的紅色藥物，而這樣的互動帶來了意義反應。有時候，貼在手指傷口上的 OK 繃，如果印有史努比圖案也可以提升癒合效果。」

　　並沒有實質上的因素，可以證明 OK 繃上的卡通人物可以讓小朋友的傷口更快癒合──卡通人物不是藥物，印製卡通人物的油墨也沒有接觸到小朋友的皮膚。但傷口確實好得比較快。卡通人物對小朋友有意義，是小朋友的想法、感覺、期待及信念加速了傷口的癒合。

　　假如治療疾病時，使用的是一台會射出光束、號稱史上最先進的治療系統，或是諸如此類的說法，那麼這台儀器的治療

效果大概會超過藥物，即使儀器與藥物其實都是安慰劑。因為有療效的不是儀器或藥物，而是我們對儀器或藥物的認知。尤有甚者，如果安慰劑聞起來有藥味、裝在褐色瓶子裡、有一個聽起來很專業的名字，甚至會帶來疼痛或侵入性，都會讓安慰劑的效果更好。

塞西爾·赫爾曼（Cecil G. Helman）醫生在「安慰劑與反安慰劑：信念的文化建構」（Placebos and Nocebos: the Cultural Constructions of Belief）一文寫道：

> 醫師的診間、醫院病房或是傳統治療師的聖壇或居所，都可以比擬成配有舞台布景、道具、服裝及劇本的全套劇院布置。這個劇本源自文化本身……告訴人們在看病時，應該有怎樣的行為舉止、應該如何體驗，以及應該有什麼期待。這些都有助於確立治療者的資格，以及他們治癒疾病的力量。

據說，治療某些疾病的力量，很大程度來自於我們內在的狀態。某些方面來說，的確如此——關鍵在於我們有能力選擇如何去看待這些事情，以及要賦予它們什麼意義。

藍色 vs. 粉紅色，顏色不同藥效也不同

我們對藥錠顏色的看法也會影響藥效。美國辛辛那提大學的科學家用一個班級的學生，來測試藍色、粉紅色這兩種顏色的鎮定劑和興奮劑；事實上，這兩種「藥物」都是安慰劑，不過學生們不知情。

結果顯示，六六％的受試者對藍色「鎮定劑」起反應，而粉紅色「鎮定劑」只對二六％的受試者有效。藍色讓人放鬆的效果，似乎是粉紅色的二點五倍。這是因為對大多數人來說，藍色代表了平靜。但是，如果某個文化裡藍色有不同的意義，那麼測試結果應該就會不一樣，而事實確實如此。

摩爾曼在《意義、醫學與安慰劑效應》一書中提到了一些有趣的研究，他引用了兩項針對藍色安眠藥安慰劑的義大利研究：藍色安慰劑對女性有明顯效果，而對男性則否；事實上，在男性身上，藍色安慰劑反而出現興奮劑的效果。摩爾曼解釋，藍色是聖母瑪利亞斗篷的顏色，所以在義大利，藍色會令人聯想到和平與平靜。至少，對女性是如此。但這個象徵意義卻對多數的男人無效，因為藍色也是義大利足球隊球衣的代表顏色，而足球對義大利男人的重要性，不言可喻。

在義大利贏得二〇〇六年世界盃足球賽時，我有幸恭逢其盛，足以證明這一點。在義大利的幾場賽事時，我人在托斯卡

尼（Tuscany）一個叫盧卡（Lucca）的小鎮。只要義大利隊贏
球，鎮上許多地方就會出現慶祝人潮，當地的男子會揮舞著他
們的藍色球衣，騎著機車、按著喇叭，引吭高歌，甚至還會施
放冒著藍色煙霧的煙火。

　　摩爾曼指出，因此至少對義大利男人來說，藍色大概不會
是平靜的顏色，而是「代表球場上的勝利、強大的行動、力與
美，可以說就是令人情緒高漲、激動的顏色」。就是因為藍色
對義大利男人有不凡的意義，所以藍色安眠藥對他們的效果不
如義大利女人。

住在哪裡也很重要

　　信念會受到文化影響，因此安慰劑效應的力量也會因地而
異。在一項治療偏頭痛的美國研究中，注射安慰劑的效果比服
用安慰劑藥錠高出約五○％。但歐洲的狀況則相反，在歐洲的
一項試驗中，針對同一種症狀，安慰劑藥錠的效果比注射安慰
劑要高出近一○％。

　　摩爾曼指出，「打針」在美國比歐洲普遍，所以美國人更
相信打針的效果，也因此注射安慰劑的效果在美國較佳。但英
國人習慣「吞藥丸」，因此安慰劑藥錠在英國的效果比較好，

至少對偏頭痛來說是如此。

　　類似的文化效應在其他藥品也很常見。在法國的一項藥物試驗中，發現抗潰瘍藥泰胃美（Tagamet）對七六％的人有效，安慰劑則對五九％的人有效。但在巴西的試驗中，泰胃美的有效率是六○％，而安慰劑的效果只有一○％。正如你所見，安慰劑對法國人的效果，幾乎跟真藥對巴西人的效果差不多，由此可以清楚看出，心智的力量對藥效的影響是如此之大。

提高藥效的方法之一：
好名字配上好包裝

　　泰胃美曾是治療胃潰瘍的最佳藥物，至少在一九八○年代善胃得（Zantac）上市之前都是如此。多項試驗顯示，泰胃美的有效率約為七○％至七五％。但善胃得上市後，廣告宣稱藥效優於泰胃美，患者（與醫師）對泰胃美的好評便開始下滑。畢竟泰胃美不再是「最好」的，而是後來居上的善胃得。

　　令人難以置信的是，隨後的泰胃美試驗顯示，它現在的有效率已跌至六四％。在這兩組藥物試驗之間，難道人類的生理狀態又進化了嗎？還是泰胃美的化學配方改變了？都不是。唯一的變化，就是患者對於泰胃美的信念翻轉了。他們對泰胃美

有了不一樣的認知,從最佳良藥變成了第二好的藥。有趣的是,當善胃得成為主流的抗潰瘍藥物後,有效率也跟泰胃美之前一樣,都在七五％左右。

研究也證實,認知同樣影響了阿斯匹靈的療效。一九八一年,英國基爾大學(University of Keele)在一項包括八百三十五名女性的研究中,發現藥錠上是否刻有品牌名稱,對於阿斯匹靈的藥效有很大的影響。

該研究使用兩種不同的阿斯匹靈藥錠及兩種安慰劑。第一組女性拿到的是看起來很昂貴的阿斯匹靈藥錠,包裝精美並附有知名的品牌名稱。第二組女性拿到的是包裝及外觀一般、只標示著「鎮痛藥」的普通阿斯匹靈藥錠。第三組拿到的是安慰劑,但包裝與標籤都與昂貴的第一組阿斯匹靈一樣,至於第四組拿到的是包裝與標籤只標示「鎮痛藥」的安慰劑。

結果顯示,外觀昂貴、有品牌的阿斯匹靈,藥效大大地超越第二組,而外觀昂貴的安慰劑,效果也比外觀廉價的安慰劑好,即使兩者都是安慰劑。至於昂貴的安慰劑(第三組)與廉價的阿斯匹靈(第二組)相比,兩者效果基本上沒什麼太大的差別。

我也曾親眼見到鎮痛退燒藥「撲熱息痛」(paracetamol)出現相同的情況。有品牌的藥錠(在英國是普拿疼),從形狀到包裝都與超市販售的廉價版本不同,而我認識的人吃了也覺

得藥效更好。我問過他們的意見，發現是商品名稱（顯然聽起來療效更強）、品牌、價格（大約貴了十倍）、藥錠的外觀及包裝，讓他們對普拿疼更有信心。

他們表示，量販版藥錠看起來廉價、藥效普通，根據我個人的分析，正因為這樣的認知才導致量販版藥物的療效沒有那麼好，即使是同一種藥。

藥廠選中的藥品名，通常可以增強消費者對藥效的認知。二〇〇六年，在《精神治療的進展》（*Advances in Psychiatric Treatment*）期刊發表的一篇論文中，精神科醫師亞隆·瓦蘭斯（Aaron K. Vallance）指出，「Viagra」（威而鋼）這個名字因為發音與 vigour（精力）及 Niagara（尼加拉瀑布，象徵大自然的力量）相近，營造出了一種精力充沛又威猛的認知，確實提高了威而鋼的效果。毫無疑問的，這個藥品名稱取得真好。想想看威而鋼不叫威而鋼，換個軟綿一點的名字，我懷疑藥效應該不會這麼好！

暢銷書《心靈的治療力量》（*Timeless Healing*）作者、哈佛大學醫學教授赫伯·班森（Herbert Benson），研究一九四〇年代與五〇年代有效的知名心絞痛藥物。當時的藥物試驗顯示，這些藥物對七〇％至九〇％的患者有效。但後來再進行更精良的藥物試驗時，發現這些藥物的效果其實比原先的數據差很多。

　　從此以後，這些藥物就跟著失去了療效，即便在此之前的藥效曾經高達九成。班森指出，主要原因在於開藥的醫師對這些藥物的信心已大不如前。因此，他們開藥時展現的熱情，也就不可能與以前一樣。

　　在《意義、醫學與安慰劑效應》一書中，摩爾曼也提到了這樣的結果，他寫道：「儘管使用的是相同的藥物，但對藥物抱持懷疑態度的醫生能夠治癒三〇％至四〇％的患者，而相信藥物有效的醫師則可以治好七〇％至九〇％的患者……」

　　有時，治療同一種病症的兩種不同藥物，藥效其實差別不大。這與體外的試管試驗不同。我是個訓練有素的有機化學家，曾在製藥業服務，以前也參與過設計實驗室的試管實驗。每一次研究藥物如何與人體系統交互作用時，我都會很興奮。設計及研發藥物是一個相當艱苦又高度專業的過程，需要精湛的技巧來操控分子的化學結構。

　　然而，試管不具有人類的意識。當你把人類的意識加進來（我的意思是把人體當成試管看待），那麼這個人對藥物、醫師、整個治療過程的認知，就變得非常重要。這個人可能相信或不相信藥物有效，而相信與否往往會左右藥物的效果。

　　我希望醫藥界能夠更關注心智對藥效的影響。確實有許多醫師會考慮到這個因素，卻不是所有的醫學院都把心理因素當成醫師應該積極運用的治療手段。許多醫學院更在意使用安慰

劑的道德考量，而不是安慰劑的療癒力量。就我所知，有些家庭醫師與住院醫師會在找不出病因時，開安慰劑給病人。以我個人來說，我希望醫師能夠和多年前一樣，也接受治療師的訓練，多多重視自己的溝通方式與同理心，因為這些確實會對病人產生很大的影響。

　　我認識一名退休的藥劑師，她曾經給一個有嚴重偏頭痛的人開了一瓶宣稱是「超級強效的新藥」——濟慰安（obecalp）。這個病人吃了好幾年這種藥，始終都有效，直到這名藥劑師無法再繼續販售這種鎮痛藥為止。因為濟慰安其實是假藥——安慰劑，它的藥名就是把「安慰劑」倒過來念。當她跟那名偏頭痛患者說已經不賣這種「藥」時，那人的偏頭痛立刻捲土重來，直到藥劑師設法弄到濟慰安的「祕密庫存」後，才解除了那人的偏頭痛困擾。

為什麼安慰劑一定要吃完？

　　對於有些病症，吃四顆藥要比吃兩顆藥有效。有趣的是，安慰劑也一樣。研究顯示，四顆安慰劑的效果比兩顆來得好。

　　例如，在一項研究中，科學家集結了七十九項抗潰瘍藥物的臨床試驗，檢視所有接受安慰劑的患者（總計有三千三百二

十五人）的使用結果。在試驗中，一天服用四次安慰劑的患者
四週後大約有四四％的人潰瘍康復，而一天只服用兩次安慰劑
的患者，只有三六％的人康復。研究也顯示，如果患者沒有把
醫生開立的藥物全部吃完，就無法達到完整療效。同樣的，安
慰劑也是如此。

　　美國冠狀動脈藥物專案（Coronary Drug Project）在一項
降膽固醇藥物「克氯吩貝」的調查中，給一千一百零三名男患
者真藥，而給兩千七百八十九名男患者安慰劑。五年後記錄這
些患者的死亡率及存活率時，顯示拿到真藥的患者，存活率是
八〇％，而拿到安慰劑者為七九‧一％。

　　然而，以上的數據取決於患者是否遵循醫囑用藥。「謹遵
醫囑用藥者」服用了大部分（八〇％）的處方藥，其中服用真
藥者存活率為八五％；而服藥量低於八〇％的患者，服用真藥
者的存活率只有七五％。

　　顯而易見，完整用藥非常重要。值得注意的是，安慰劑組
的患者也出現了相同的趨勢：謹遵醫囑用藥者的存活率是八
五％，但未遵循醫囑用藥者的五年存活率只有七二％。顯然
的，按照醫囑把安慰劑盡量吃完也非常重要。

　　從這些研究中，看不出是否遵循醫囑吃完安慰劑為何會造
成這樣的差異。或許是患者對自己沒有乖乖吃藥的信念所造成
的傷害，就像反安慰劑效應那樣。也可能是患者知道自己沒有

按照醫囑用藥，因而產生心理壓力所造成的結果。

假手術也有安慰劑效應

研究顯示，對於有些病症，假手術的效果可能跟真手術一樣好。

在一項研究中，一群心絞痛患者接受「內乳動脈結紮」手術（綁住動脈，將血液供應分流到心臟），而另一組患者則進行假手術（一樣會動手術，但沒有綁住動脈）。

動完真手術的患者中有六七％的人病情明顯改善——疼痛減輕很多，用藥量減少，並且能夠在心絞痛不發作的情況下進行更長時間的運動。神奇的是，接受假手術的患者中也有八三％的人，病情得到了同樣程度的改善。這項研究的規模很小，接受真手術的患者是二十一人，而接受假手術者有十二人。因此，很難得出絕對的結論，但鑑於假手術的效果鐵證如山，所以也值得注意。

對大多數的人來說，「知道」自己有動手術與「真的」動手術，治療效果一樣好。由於假手術缺少臨床上的確實效益，因此已遭到廢止，但在廢止之前，已經有十萬人動過這種手術，從中受惠的人非常多。許多人僅僅是相信動手術對他們有

好處，病情就真的好轉了。

在膝蓋關節炎的假手術中，外科醫師只是在膝蓋上劃出一道切口，但患者通常能夠恢復大部分的活動能力，行走時膝蓋也不會痛，治療效果就跟接受真手術的患者一樣。研究證實，對於有些病症，不論手術是真是假，如果相信手術是真的（怎麼會不信呢？），並對手術抱持樂觀態度，獲得的治療效果往往無異於真正的手術。

英國牛津大學的一項分析也得出相同的結論，他們檢視五十三項臨床試驗，比較真假手術的療效。這些手術包括雷射、切口、內視鏡、氣球擴張術與植入。在五一％的試驗（共二十七次試驗）中，假手術的效果與真手術一樣好。

當然，這不能抹煞手術用於治療嚴重疾病的重要性。有三四％的假手術試驗出現了嚴重的不良反應（而真手術試驗則有四二％）。然而，關鍵是如果不是危及性命的病症，相信自己動了手術的信念所帶來的效益，往往不亞於真正的手術。

有時，僅僅是看到術後的疤痕就能啟動安慰劑效應。小朋友如果得到溫暖的關愛和一片 OK 繃，傷口可能癒合得更快。事實上，許多成年人也是如此。此外，我們已經知道，「安慰劑效應」不僅僅是「心理作用」而已，而是一種真實的生理變化。信念、預期心理，乃至想法與情緒，都會對整個大腦和身體造成真實的生理影響。

你知道什麼？知道多少？都會影響療效

　　心智對手術、藥錠或注射的影響力是如此之大，因此知道自己正在接受某種治療，才能發揮最好的療效。不過，難道有人會不知道自己正在接受治療嗎？沒錯，科學家就是會研究這種事，用以檢視心智在治療過程中到底有多大的分量。

　　如果把藥物藏起來，甚至趁著你睡著時才做治療好瞞住你，治療效果往往不如你知道自己正在接受治療的情況。一項針對阿茲海默症患者的研究發現，當患者服用治療其他病症（例如高血壓）的藥物時，往往無法得到完整的藥效，因為他們不記得自己服了藥。

　　在一九九四年一項針對癌症患者使用的強效止痛藥萘普生（naproxen）的研究中，事前得知實驗訊息的患者，止痛效果比不知情的患者要更好。這些患者中有人先拿到萘普生後，隔天再被偷換成安慰劑，其他患者則是先拿到安慰劑，然後再暗中掉包成真藥。這項實驗的重點在於，有一半的患者被告知可能會有這種情況，而另一半的患者完全被蒙在鼓裡。

　　研究顯示，萘普生的藥效比安慰劑更好。但是，知道實驗內情的患者，不論是使用萘普生或安慰劑，鎮痛效果都有明顯的提升。知道自己正在吃強效止痛藥，有了這樣的訊息，不管最後是使用真藥或安慰劑，都發揮了鎮痛效果。令人驚訝的

是，在知道實驗內情的患者中，使用安慰劑的效果居然超越了使用真藥的不知情患者。

換句話說，儘管聽起來很不可思議，但對於某些病症，如果你拿到的是安慰劑，但後來被偷偷換成了真藥，即便你吃的是真藥，效果可能還不如安慰劑。

發表於《自然》（*Nature*）期刊的一項研究指出，當著患者的面施打安慰劑，鎮痛效果相當於注射八毫克的嗎啡。比如說，根據英國國家健康與照顧卓越研究院（NICE）的建議量，對於急性疼痛的成年人，嗎啡施打的劑量一般是十毫克，但如果是當著患者面前注射，打一劑安慰劑就有八〇％的鎮痛效果。

假如你不知道自己服用了二氮平（diazepam，商品名煩寧），那麼二氮平幾乎不會有任何臨床效果。似乎只有當你知道自己在吃這種藥時，藥效才能發揮作用。

都靈大學生理學教授班內迪帝是這麼說的：「既然有安慰劑效應，就表示我們必須打破認知上的局限，擴展我們對於……人類能力的固有看法。」

如果你發現那只是安慰劑……

這個問題的答案似乎沒有那麼重要。

　　研究顯示，即使知道自己使用的是安慰劑，有些安慰劑依然有效。這些研究被稱為「明示安慰劑」（open-label placebo, OLP）研究，因為藥瓶上清楚標示著「安慰劑」。但即使知道吃的是安慰劑，安慰劑一樣有效。在本書撰稿期間（二〇一八年四月），研究顯示這對腸躁症、慢性下背痛、偏頭痛、抑鬱、花粉熱、注意力不足過動症或甚至是癌症病患的疲倦感都有效果。

　　就我們目前所知的安慰劑效應，大部分的真實例子都是因為信念及對治療結果的預期心理促成了療效，但研究人員發現，明示安慰劑的效果似乎是透過無意識的過程發生的。

　　例如，拿起藥瓶、藥瓶的形狀及質地、打開瓶蓋、將藥丸放在手中、舉起手將藥丸送進口中、喝水嚥下，以上過程會啟動大腦慣常使用的路徑。因此，即使知道那只是安慰劑，肢體動作及感官的感覺仍然激活了潛意識的信念，讓安慰劑發生療效。當你覺得從玻璃瓶倒出來的水，比從塑膠瓶倒出來的水更好喝時，也是同樣的效應在起作用。

　　此外，由於症狀可能會在一天中起起伏伏，因此也有人相信只要把注意力放在好轉的狀態上，就能啟動尋常的安慰劑效應，以穩住病情。

　　舉個明示安慰劑的研究例子。美國哈佛大學教授泰德‧卡普丘克（Ted Kaptchuk）與歐文‧科茨（Irving Kirsch）做過一

項研究，將八十名腸躁症患者隨機分成安慰劑組及對照組，前者服用明示安慰劑，而對照組則沒有任何治療，但是會跟安慰劑組一樣與臨床醫師互動。

安慰劑組被告知拿到的藥劑是「採用經臨床研究證實無效的成分製成，例如糖球，不會透過身心的自我療癒過程，來明顯改善腸躁症的症狀」。他們也被告知安慰劑的效應很強大，就像巴夫洛夫的狗一樣，身體會自發性地對安慰劑起反應。研究人員還告訴他們每天服用安慰劑非常重要，保持積極正向的態度也有幫助，但並非必要。藥瓶上則清楚標示：「安慰劑藥丸」及「每日兩次，每次兩顆」。

乖乖服用安慰劑二十一天的患者，出現明顯的療效。比起對照組，在該研究進行到一半及二十一天結束時，他們腸躁症的嚴重程度都下降不少。

克勞迪歐・卡瓦略（Cláudio Carvalho）是葡萄牙里斯本大學的心理、社會與生命科學研究所教授，他與卡普丘克及科茨合作了一項研究，將九十七名慢性下背痛患者隨機分成兩組對照實驗，結果發現在服用三週的明示安慰劑後，患者的疼痛大為減輕。與正常接受治療的另一組患者（對許多病患而言，這意味著服用止痛藥）相比，明示安慰劑組的疼痛明顯地緩解了。

在研究期間，接受常規治療的患者在後續研究中，除了延續原本的治療方式外，也拿到了安慰劑。使用安慰劑後，他們

的疼痛等級明顯降低很多，無法做到的動作也變少了。

在另一項明示安慰劑研究中，針對的是七十四名癌症倖存者的疲倦症狀，就跟前述的幾項研究一樣，患者每天服用兩次、每次服用兩顆安慰劑，持續二十一天。相較維持常規治療的那一組患者，清楚知道自己服用的是安慰劑的患者，疲倦程度平均減輕了二九％，而生活品質則改善了三九％。

同樣的，在主要研究項目結束後，採用常規治療的那一組患者也拿到了明示安慰劑，結果他們改善的程度就跟第一組患者差不多。

* * * *

人類的意識可以讓劣質藥物發揮更好的效果，可以讓惰性物質變得像強效藥一樣強大，或是讓假手術與真手術一樣有效。心智可以對身體產生非凡的影響力。在下一章，我們要來看看大腦如何隨著我們的想法而發生改變，並進一步證實想法擁有療癒力量。

第4章
可塑性的力量

「思考就是腦化學的操作。」

——狄帕克‧喬布拉

當你閱讀這些文字時，你的大腦正在發生變化。這種現象稱為「神經可塑性」。

你所看見的、聽見的、碰觸的、品嘗的、嗅聞的所有東西，都會改變你的大腦，每一個想法都會導致大腦結構的細微變化。或者可以這樣說，想法會在大腦留下實質的痕跡，就像我們走過沙灘時會留下腳印。

在你思考時，數以百萬計的腦細胞（神經元）會相互串連並延伸出去，形塑出在大腦中實際存在的物質，就像陶匠捏塑黏土一樣。腦細胞之間的連結稱為神經連結。我們可以把大腦想像成一幅巨大的立體地圖，有連接各個城鎮與都市的道路網絡。地圖不斷納入新的道路，於是市鎮之間的連接方式越來越多，其中有一些舊道路會因為不再使用而消失。

你的大腦中也有類似這樣的地圖，根據你的使用頻率而擴充或刪減地圖版面。例如，如果你連續幾個小時都只使用右手而不用左手，右手的「腦圖」（mind map，又稱心智圖）會擴展，新增了幾條道路（神經連結）。腦圖便以這種方式，隨著我們的生活經歷而不斷地擴張與縮減。

發表於科學期刊《神經成像》（*NeuroImage*）的一個著名研究，是由利物浦大學磁振造影分析研究中心（Magnetic Resonance and Image Analysis Research Centre）的科學家以交響樂團成員為研究對象，發現多年演奏音樂的工作，讓這些音樂家擴展了大腦皮質中一個稱為「布洛卡氏區」（Broca's area）、專司語言及音樂能力的部位。研究團隊發現，比起非音樂人，這些交響樂團成員的布洛卡氏區特別大。

同樣的，針對學習盲文的盲人所做的研究發現，當他們練習點字時，因為頻繁使用指尖，而讓大腦中掌管食指指尖的腦圖擴大了。

另一種理解神經可塑性的方式，是把個別神經元想成是樹木，而不是鄉鎮及都市。就如同鄉鎮和都市有道路往外延伸一樣，神經元「樹木」的枝椏也可以往外伸出去與其他樹木的枝椏相連。當某個腦區的活動增加時，樹木會長出新枝椏；而當活動減少，不再需要的枝椏會凋萎脫落。

大腦結構如何被重新改造

正如我所指出的，不是只有實際的體驗（透過你的五種感官來處理）會改變大腦。你的想法、感覺、觀念、信念、學到的東西，甚至是你的希望與夢想，也會形塑及改造大腦。

例如，二〇〇七年發表在《美國神經放射線學期刊》（*American Journal of Neuroradiology*）一項以數學家為對象的科學研究發現，資歷最深的數學家，大腦中控制數學思考的部位也最大。他們鑽研數學的每一年，幾乎都在思考、抽象推論及分析，於是大腦的「數學地圖」不斷長出了新的枝椏。

以倫敦計程車司機為對象的一項英國研究，也發現到同樣的情況。計程車司機長年學習並記憶各種交通路線，擴展了他們的大腦地圖。學習不只是讓大腦處理你看到的、聽到的、觸摸到的、品嘗到的、嗅聞到的所有東西，更涵蓋了你對所看到的、聽到的、觸摸到的、嘗到的、嗅聞到的東西有何想法，以及你在思考、預期、追憶或甚至回憶時在腦海勾勒的畫面。所有這些過程，都會改變你的大腦。

為考試而學習也會改變大腦。事實上，二〇〇六年發表於《神經科學期刊》的一份研究報告，就發現了學生溫書備考的行為改變了他們的腦圖。德國雷根斯堡大學（University of Re-gensburg）的科學家追蹤了三十八名準備考試的醫學院學生，

發現他們大腦中處理記憶及抽象訊息的腦區變厚了。

　　由此可見，我們的經歷與思考會改變大腦。大腦並不是像很多人所相信的那樣，是一坨靜止不變的有機物質，負責向身體傳達基因程式指令。事實上，大腦是一個由神經元及神經連結構成、隨時都在變化的網絡。而啟動變化的，就是我們。

　　《改變是大腦的天性》（*The Brain That Changes Itself*）一書的作者諾曼・多吉（Norman Doidge）醫師寫道：「……大腦就像肌肉一樣，會隨著鍛鍊而成長，這個觀念不僅僅是譬喻。」如同肌肉，大腦的各個腦區會隨著我們的使用而成長──當我們重複相同的動作、想像同樣的事物、思考相同的想法或點子、感受同樣的感覺，或甚至一次次地編織相同的夢想，相關大腦部位都會變厚實，就像做運動會使肌肉變粗壯一樣的道理。

　　因此，冥想會改變大腦，一點都不令人意外了。如今有許多研究都表明，冥想可以誘發神經的可塑性。例如，美國麻省總醫院（Massachusetts General Hospital）曾經研究佛教的「內觀」冥想，並證實冥想可以增加大腦前額葉皮質的厚度──前額葉皮質是控制注意力的腦區。

　　正念（mindfullness）冥想是最單純的冥想形式之一，而最簡單的練習方式就是專注在自己正在呼吸的這個事實。這是正念的基本功，就是如此簡單。將注意力放在呼吸時，會活化

大腦的前額葉皮質，誘發前額葉皮質的神經可塑性；從某種意義來說，它會像肌肉那樣成長。前額葉皮質就像大腦的執行長，它不僅控制專注程度，也控制了注意力、同情心、自由意志，或甚至是我們的自制能力以及下意識的情緒反應。這就是正念為什麼會與這些方面的改進有關。

　　即使是聚焦於善意及慈悲的冥想練習，例如佛教的慈心禪（metta bhavana），也會啟動神經可塑性，重塑的腦區包括與正向情緒有關的左前額葉皮質，以及與同理心及慈悲有關的腦島（insula）。

　　觀想時（想像某些事情正在發生）要做的其中一件事，就是想像神經可塑性正在改變你大腦的微觀結構（本書後面將會教你如何觀想）。現在，我們已經明白安慰劑效應並非「只是心理作用」，而是會引發實質的生理變化；而觀想也不是單純的心理作用，更不是光想像一堆讓你感覺良好的心智畫面大雜燴。你用心智做的事，必定會有後續效應。

　　乍聽之下，如果覺得這太異想天開，就想想當你集中意念想著令你壓力沉重的事情（或人）時會怎樣，然後再換成專注去觀想你所愛的人。正如我在拙作《善良的五種副作用》（暫譯，*The Five Side Effects of Kindness*）所說的，這會為心臟、動脈或甚至免疫系統帶來實質的改變。

花豹的斑紋變不見了

這只是個比喻！

如果你連續幾天不斷屈曲右手，右手的腦圖就會擴展，增加大量新的神經連結。然後換成屈曲左手，左手的腦圖會擴張，並且因為停止屈曲右手，右手的腦圖會縮小。

誠如諾曼·多吉醫師所說的，大腦就像肌肉一樣，你越頻繁使用，它就會越厚實；一旦停止使用，就會萎縮變小。因此，每當你改變思維方式，許多與舊思維相對應的神經連結便會瓦解、消失，並且開始長出與新思維相對應的神經連結。

所以，如果你總是在發牢騷，必定會建立起負責處理負面想法及情緒的腦圖。相反的，你在閱讀本書後，明白心智會影響身體，於是決定從不同的角度來思考。你開始採取正向思考，把注意力放在值得感激的事情上，而不是惹惱你的事情。現在，你的大腦發展出新腦圖來負責處理新的思維模式。你的牢騷腦圖會逐漸縮小、消失，而感恩腦圖會逐漸擴張。

在短得出奇的時間內（研究指出在三週至兩個月之間），新的正向感恩腦圖就會擴展得比負面的牢騷腦圖大。在神經層次上，正向思考與感恩已成為一種習慣。這些新模式現在烙印在大腦中，你確實變了一個人。

不要認為我們自己或所愛的人無法改變我們的行為模式，

只要改寫心智就行。大腦遲早會回應心智及情緒上的變化，等大腦發展出了新的心智圖，我們就會省力很多。新的行為模式已經建立了神經路徑，並成為習慣。

談話治療為什麼會奏效？

「毫無疑問的，心理治療會使大腦出現可以察覺的變化。」

——艾力克‧肯德爾（Eric R. Kandel）

諾貝爾獎得主艾力克‧肯德爾指出，有越來越多的證據表明談話治療會導致大腦出現神經可塑性的改變（也就是腦圖的改變）。在一位好治療師或朋友的陪伴下，開誠布公地談一談我們的困擾，真的會改變大腦。

談話治療的磁振造影研究顯示，前額葉皮質的神經元會發亮（代表活化），而負責處理痛苦情緒的腦區會變暗（活動減少）。談話治療協助我們換一個新的角度來看待過往記憶，如此一來，當我們想到導致我們情緒風暴的往事時，就不再感到痛苦、難堪。

從生理學角度來描述，就是能量轉移到大腦前部，離開儲存痛苦情緒的腦區。數以百萬計的新神經連結出現在大腦前

部，而隨著能量外移，與傷痛相關的神經連結開始逐漸瓦解。傷痛、慢性壓力或甚至抑鬱引發的強烈情緒，多少會對神經造成損傷。不過大腦的再生能力非常驚人，近來的研究證明，我們的大腦甚至可以自行修復這樣的損傷。

童年創傷會導致成年人許多與壓力有關的疾病。童年創傷會誘發一波波的壓力賀爾蒙，從而破壞儲存記憶的大腦部位（海馬迴）神經元，甚至完全消融掉。這個過程，被有些科學家視為人體的一種保護機制：把神經迴路「燒毀」，以避免我們回憶過往，重新喚起童年創傷的不堪體驗。

然而，最近的研究顯示，海馬迴的神經元可以再生。這種現象稱為神經新生（neurogenesis）。因此，我們不僅可以重新鋪設大腦的線路，還可以更新大腦。就在二十年前，科學家還駁斥說這種觀念太過荒謬，但如今我們已經知道這是如假包換的事實。而且，神經新生比我們想像的更簡單，也更常見。

腦袋越用越靈光，持續生成新神經

研究發現，讓成年老鼠生活在「豐富」的環境（有跑步滾輪、同伴、玩具等等）中，牠們的海馬迴比其他環境中的老鼠大了一五％。個中原因就是神經新生。人類也是如此。

一九九八年，坐落在加州拉霍亞（La Jolla）的沙爾克生物研究所（Salk Laboratories），科學家首度在人類海馬迴發現了神經元的幹細胞，這是神經新生的證據，代表神經元正在形成中。

我們現在知道，如果身體、精神及社交都很活躍，在經過外界一段時日的刺激後，可以讓受損的大腦再生，修復創傷。研究甚至指出，運動或體驗新事物時，所體驗到的興奮、熱情、沉迷、敬畏，或經歷過奇蹟或靈性狀態，也會自發性地出現神經新生現象。這些狀態中，有很多都與強烈的正向情緒有關。

研究顯示，直到生命最後一刻，神經新生都會持續發生。沙爾克生物研究所的科學家曾經招募癌末患者參與研究，為這些志願者注射一種特殊的化學物質，以便讓科學家可以透過顯微鏡看見新形成的神經元。科學家發現不論志願者的年齡多大，甚至即便到了臨終前幾天，他們腦中的海馬迴都還在生成神經元（亦即神經新生）。

科學家進一步研究其他的大腦部位，結果在處理氣味的腦區（嗅球）、處理情緒的腦區（中隔）、處理動作的腦區（紋狀體）及脊髓中，都發現了神經新生現象。這意味著人類的再生潛力，或許遠遠超過醫學界所能想像的。人體是一個行走的奇蹟，具備驚人的療癒能力及再生能力……以上這些，全都受到心智的操控及影響。至於影響力有多大、可以到什麼程度，

我們還在探究之中。

如今的研究顯示，學習新事物可以擴展成年人的腦圖，並且很有可能造成神經新生。如同本書第一章指出的，學習新語言就是一個很好的方式，因為這會動用到不同的腦區。有人認為，如果有能夠預防阿茲海默症的疫苗，答案極有可能就是：讓成年人去學習一門新語言。

學樂器也會改變大腦。即使是玩桌遊、填字遊戲、各種解謎，或是去大學選修一些課程，都對成年人的大腦有正面的影響，年齡再大都一樣。

學習新舞蹈也是一個好選擇，因為跳舞不只能鍛鍊身體，也能鍛鍊大腦。不過，如果只是重複已經跳了很多年的舞步及動作，由於不需要用腦思考，對於大腦的好處會大打折扣。體驗新事物、不間斷地持續學習，是最有益於大腦的生活態度。

因此，人生路上不管你活到幾歲，如果能夠保持對新事物的好奇心，時常鍛鍊身體與心智，不管是精神或身體都能夠變得更年輕。

第 5 章
放手讓心靈療癒身體

「儘管世界充滿了苦難，但也不乏克服苦難的人。」

——海倫・凱勒（Helen Keller）

　　思維會讓大腦分泌化學物質，這是大腦發生變化的過程之一。許多這樣的化學物質被稱為神經傳導物質，你可能聽過的血清素和多巴胺，就是兩種著名的神經傳導物質。當我們腦袋裡想著事情時，神經傳導物質會從一個神經元的分支釋出，然後到達另一個神經元分支的末端。這會產生一股電流，稱為神經元「放電」（firing）。

　　當我們反覆想著一個念頭，幾回之後就會刺激到其他物質，並發送訊號到神經元核心（即細胞核，內部含有大多數的遺傳物質 DNA），最後送抵 DNA。然後就可以活化（啟動）幾個基因，從而產生一些物質（蛋白質）用來製造神經元之間的新分支（新連結）。所以說，同一個想法反覆地想，就會在神經元之間生出新的連結，這就是大腦隨著我們的想法與經歷

而改變的方式。

這個過程非常迅速。不用幾分鐘，基因就會被活化，一個神經元可能在很短的時間內，就長出好幾千個新分支（新連結）。要注意的重點是，任何一種心理狀態在短短幾分鐘之內，就能活化基因。這是心智在基因層次造成的影響。我之所以強調這一點，就是要提醒大家，這個過程實際上時時刻刻都在發生。

感受到壓力時，所產生的物質會啟動或關閉數百個基因。我們一般不會從這個角度思考，但如果我們可以因此正視自己的想法、感受、期望和信念會對神經、生理、基因造成影響，那麼或許能夠在自己身上發掘出某種安慰劑效應。只不過，這次的安慰劑效應不是因為對某種物質或臨床醫師的信心，而是我們自己的信念。

當然，我說的基因效應，不是指我們可以改變基因序列，更不是說我們可以自行決定要什麼基因，而是指我們可以操控基因的行為——讓基因開啟或關閉。

另一種稱為神經肽（neuropeptide）的化學物質，也是在大腦中製造的。神經肽有多種不同類型，分別對應到不同的經驗、精神狀態、情緒及心態。例如催產素，就是一種與愛、連結、善良、同情心等感覺有關的神經肽。

就像其他神經肽一樣，催產素也會附著到神經元表面的受

體上，藉此與神經元連結。受體基本上就像形狀不一、大小不同的停車格，可以停放不同形狀與大小的車子，而神經元的停車格可以接受神經肽、賀爾蒙及其他物質，這就是它們為什麼被稱為「受體」。

如果大腦某個部位反覆製造某種神經肽，該部位的神經元就會長出額外的受體來因應。例如，假如腦內啡這種神經肽被一次次製造出來，神經元就會形成額外的腦內啡受體。假設原本有一百個受體，或許會增加到一千個。如果腦內啡的產量減少，神經元就會逐漸撤除那些受體。我們日常生活的體驗，就是透過這種方式來改變腦細胞的表面。

簡單說明一下成癮是怎麼回事。假設某人不斷吸食毒品（比如海洛因），他的神經元會演化出更多的海洛因受體。很快的，當大腦長出大量的海洛因受體後，想要像以前一樣「嗨」，他就得吸食更大量的海洛因才能滿足癮頭。

很多神經肽不會只留在大腦裡，還會釋出到血液中循環全身，發揮重要的作用。在身心緊密連結的情況下，我們的想法和情緒製造出神經肽，從而影響身體。許多神經肽甚至直接在人體內產生，還可以進入大腦中。例如，有些免疫細胞會製造神經肽。身體就是透過這種方式影響心智。心智影響身體，而身體也影響心智，這是一條雙向道。

神經肽對肝、腎、胰、腸道、結腸、生殖器官及皮膚都很

重要，有些神經肽還會影響心臟和動脈。在《善良的五種副作用》一書中，我解釋了催產素（與愛、善良有關的神經肽）如何讓動脈擴張、血壓下降。神經肽也會影響血糖、心率、呼吸、體溫、內分泌系統、免疫系統、性欲，或甚至食欲。

大腦如何與身體互動？

在《進化你的腦》（暫譯，*Evolve Your Brain*）一書中，喬‧迪斯本札醫師探討當我們改變想法時，全身細胞可能發生的變化。他以一個人從不耐煩變得有耐心為例，說明這個人的全身細胞可能會受到的影響。

就像神經元可以自行生出更多的受體一樣，身體器官的細胞也是如此。在喬斯本札假設的例子中，最初是身體的某些細胞會充滿了大量與不耐煩有關的神經肽，這些細胞為了處理大量的神經肽，於是就進化出更多的神經肽受體。

後來當這個人學會更有耐心，「不耐煩神經肽」就會慢慢停止分泌，由「有耐心的神經肽」取而代之。然後這些細胞會開始減少不耐煩受體的數量（因為用不到了），並產生更多的有耐心受體。因此，當我們改變心智時，也會從細胞層次去改變身體。

把神經肽想成是染料，而血液是河水。所以，改變想法就是改變投入河水中的染料顏色，而在下游的岩石會染上不同想法的各種顏色。現在沿用這個比喻，把岩石想像成細胞，但不是一般的石頭，而是像海綿般鬆軟的大岩石。當我們將不同顏色的染料送到下游時，細胞會順應環境的變化，針對顏色來演化出更多或更少的受體。一旦你改變想法的顏色，就會在細胞層次上改變身體！

因此，當我們從沒有耐心轉為有耐心，從放鬆轉為平靜，從一個念頭轉為另一個念頭（比如，從想著食物改成想著樹木），都會改變神經元之間的連結，在大腦製造出化學物質，影響全身的細胞與系統。

有些科學家認為想法只會增加或減少壓力，而心智與身體的連結也僅是壓力化學物質與細胞之間的連結。我可以理解他們為何得出這種結論，但我無法認同。心智與大腦不是界線分明的非此即彼，我們的想法也不是非黑即白──有壓力或沒壓力、開啟或關閉。在黑與白之間，還有許許多多不同的色調。我們可以萌生無限多的不同想法，抱持著無限多的希望、夢想及抱負，所有這些都有各自獨一無二的情緒特徵，從而出現相對應的各種蛋白質與神經肽，引發了神經及身體上的效應。

大腦與身體會製造成千上萬種的化學物質，其中許多種化學物質不斷地在全身流動。當我們切換精神或情緒狀態、轉換

某種期待或信念，即便只是細微的變化，反映我們思維的各種濃淡不一的顏色也會隨之改變。如果你有音樂天賦，甚至可以想像心智會發出音調。每一種心智狀態，都會製造出不同調性的顏色或音調。

　　看法和觀點的細微變化會帶來顏色或音調的細微變化，進而在全身細胞產生細微變化。我們全身的細胞都會隨著心智的曲調起舞。因此，想要從疾病中康復，不僅僅是減少會與全身細胞交流的壓力化學物質。我們的想法、信念、期望或甚至是希望所誘發的各種神經肽，會從大腦釋出，流經身體各處，將身體塗繪成各種不同的顏色，或演奏出不同的曲調。

DNA 也會與你的狀態共舞

　　心智會影響神經元的基因，同樣的，心智也會影響全身細胞的基因。我明白這不是大家熟悉的說法，聽來也的確有點「虛無縹緲」，但我只是想強調，我們的心智、情緒狀態、期待、信念、希望、夢想及想像，會帶來許多不同的後續效應，而這些效應可能以不同的方式發生。

　　如果這聽起來太過「玄虛」，那就把你的注意力拉回到這樣一個事實：當你感受到壓力時，會影響數以百計的基因。不

妳想一想，當男人在心理上沉溺於性幻想時，流向陰莖的血流量會發生變化，這是因為一氧化氮增加的結果，而要製造一氧化氮需要活化一種稱為「一氧化氮合成酶」（nitric oxide synthase）的酵素，至於這種酵素則是活化某個基因而來的……以上這個過程的起始源頭，只是來自一個男人的性幻想——僅僅是腦海中的一個想像。

簡單來說，當神經肽與它們的受體結合時，訊息便會被送進細胞內，一路抵達 DNA，讓基因開啟或關閉，或是讓基因變亮或變暗。

DNA 含有大約兩萬三千個基因，你可以把基因想成是燈泡（我把基因想像成掛在聖誕樹上一閃一閃的小燈泡，因為許多基因會一起運作）。開啟一個基因，就會製造出一個蛋白質，這種蛋白質可能是「建材」，例如用來建構組織、骨骼、肌腱、血液或免疫系統的細胞；也可能是一種酵素（酶），用來幫助把一種物質轉變成另一種物質，例如胃蛋白酶可以幫我們把攝取的食物轉化成身體可以利用的較小單位。基因所製造的產物，還可能是某種賀爾蒙，可以將接收到的訊息傳遞給另一個細胞。因此，當基因被開啟時，會製造出身體所需要的一切。

以療癒過程來說，基因會被開啟而製造出各種蛋白質，用來建構新細胞、皮膚、肌腱、血液或骨骼，同時也發動（或中斷）發炎過程。基因製造的某些蛋白質，還會參與免疫反應的

其他方面，如果身體有傷口，基因會製造出不同的蛋白質來幫助傷口周邊的血液凝固。有些基因製造的蛋白質，會影響身體的其他相關系統，好讓整個生物體（你的身體）可以步上療癒過程，終至康復。

舉個例子，假設有一個人經常心懷敵意，他的大腦會製造適當的神經肽（並停止生產其他的神經肽），接著這些神經肽會流遍全身，找到能夠與之對接的器官細胞與組織細胞。

傷口癒合，非常容易受到心智及情緒狀態的影響。例如，我們已經知道敵意和壓力會拖延傷口的修復，而關懷和連結感則可加速癒合。與敵意的心智及情緒狀態相關的神經肽，在跟細胞結合後會將訊息傳遞給 DNA，然後基因會被活化啟動並開始製造蛋白質。

一些對癒合過程很重要的基因，可能只一部分活化（或完全沒有被活化）──就像只把燈泡調亮一點而已；而其他基因則會被抑制，或是說把燈泡調暗（例如對傷口癒合很重要的生長激素）。因此，抱持敵意就意味著，傷口癒合所需要使用的蛋白質產量，可能會遠不如心情平靜的狀態。

事實上，美國俄亥俄州立大學的科學家們確實發現敵意會明顯改變癒合速度。該研究報告於二○○五年發表於《一般精神病學彙刊》，共有四十二對夫妻參與實驗。研究結果顯示那些最不友善的夫妻，癒合率只有心態平和夫妻的六○％。

二〇〇五年的另一項研究發現，壓力會降低傷口部位的生長激素濃度。當某些基因被活化後，會製造生長激素（是一種蛋白質類的賀爾蒙）來幫助傷口癒合。科學家發現，精神及情緒上的壓力會減少傷口部位的生長激素濃度。這就是為什麼當我們承受壓力時，傷口需要更長的時間才能癒合。

科學家檢視實際參與癒合的基因，發現超過一百個基因在壓力下的表現會「下調」，用燈泡來類比就是一百個燈泡因為壓力而變暗；同時有超過七十個基因表現「上調」，也就是把七十個燈泡調亮。科學家指出：「一百個下調的基因及七十個上調的基因」讓遺傳平衡（genetic balance）趨向於細胞死亡，而不是細胞的誕生和成長（這是傷口部位需要的）。

假如你心情平靜、沒有壓力，這可能是因為你具有積極、正向的心態，或者你信任醫療團隊並堅信一切都會好起來。如此一來，不同的基因會上調或下調表現來加速傷口癒合。受傷部位會產生更多的生長激素，從而加速癒合過程。事實上，在俄亥俄州立大學另一項發表於《心理神經內分泌學》（*Psychoneuroendocrinology*）期刊的研究中，科學家證明社會支持帶來的平靜及安定狀態（並製造催產素），會加速傷口癒合。

因此，整個身體的基因都會回應我們的心智。道森·丘吉在《基因中的精靈》寫道：「現在我們開始了解，自己的意識時時刻刻都在調節我們的基因表現。」

假設每個基因是一種顏色或一種聲音，你不妨想像不同的心智狀態會製造出無限多種的顏色或音調。事實上，你的身體會跟隨你的心靈之歌一唱一和。

基因決定論 out ！

除了真正的遺傳疾病（非常少數）之外，只要想到心智能夠影響基因，就不必要對某種疾病的家族史那麼提心弔膽，時刻都活在恐懼中。改變生活型態、心態或行為，或許就能翻轉自己可能遺傳到的「壞」基因。

例如，假設某人家族有心臟病史，由於基因使然，罹患心臟病的風險會比一般人高，但這不代表他一定會得心臟病。引用的罹病率只是平均值，每個人的實際風險程度不一，還要看飲食、生活型態、心態及壓力習慣等好幾個因素而定。

心態和生活型態的正面轉變，會改變他們體內的環境，從而影響大腦及全身的許多基因。有些「壞」基因可以因此被抑制，其被活化的傾向可能比起健康習慣不良的人還要來得低。

回頭來看我們在第一章提到的一些研究，證實心態與罹病風險有關，也因此培養正面的心態、多點樂觀、少點敵意、少些抱怨、更多的包容、懂得分享、保持善良、懂得感恩，或甚

至培養更親切友善的性格，都有利於我們的身心健康。在許多引用統計數據的研究中，很多罹病風險原本高於一般人的人，由於心理、情緒及生理的一些習性比家族親人更健康，使得天生攜帶的「壞」基因被抑制，下調基因表現而不致發病。

　　生活型態會影響我們的基因。健康的飲食、減少攝取毒素與刺激物、適度的運動，都對健康有正向效益。這樣的生活型態，可以抑制「壞」基因的活性或讓它們完全處於休眠狀態，從而降低原本因為遺傳基因而提高的心臟病或癌症風險

　　就像基因一樣，心態、飲食及生活型態也會在家族中代代傳承。幸運的是，我們可以自由選擇及改變個人的心態、飲食與生活型態。帶有「心臟病基因」（增加心臟病風險的基因）的人，如果飲食、生活型態、心態及壓力習慣都與先前患有心臟病的親人一樣，那些「壞」基因很可能就會被活化。

　　因此，這個人很可能會跟親人一樣，也罹患了心臟病。但許多心臟病的案例，並不完全是因為遺傳基因而得病，還涉及到飲食、生活型態、心態及壓力習慣。甚至有不少的病例，遺傳基因所占的比重比我們所認為的要低很多。

　　當然，也有例外情形。有些帶有心臟病遺傳基因的人，飲食與生活型態都不好，但心臟卻不曾出過問題；相反的，也有些人沒有心臟病的遺傳基因，又有良好的飲食及生活型態，但心臟卻出了狀況。但從大處來講，基因決定論已經被打破了。

因此，假如你有心臟病或癌症的家族病史，一定要認真檢視自己的心態、如何看待他人、如何待人處世、如何處理情緒、承受的壓力、飲食、運動、飲酒量及吸菸量，然後做出必要的正向調整。另外，可以向你的醫師諮詢一些有益健康的建議。

你的情緒狀態也會影響幹細胞

探討心智與基因效應時，還可以看到心智狀態會影響癒合速度的事實，這表示心智狀態會影響幹細胞的生長，因為幹細胞有 DNA。

再次強調，我並不是說心智具有某種類似磁力的能量，可以直接流入到細胞中來左右 DNA；我說的是心智或情緒狀態會引發一連串事件，而其中一件就是開啟或關閉某些基因。

幹細胞能夠變身成任何一種細胞。幹細胞就像是一枝沒有花苞的花枝，花枝末端可以開出各式各樣的花朵。所以，幹細胞可以變成骨骼細胞、免疫細胞、皮膚細胞、心臟細胞、血液細胞或甚至是神經元。當必要的基因被活化後，幹細胞應該長成哪一種細胞就會成為那一種細胞。

使用胚胎幹細胞來治療某些疾病的道德爭議，你應該不陌生。比方說，一旦將胚胎幹細胞植入肝臟，胚胎幹細胞就會長

成肝細胞；而將同樣的幹細胞植入心臟，它就會長成心臟細胞。因此理論上，移植幹細胞可以修復任何受損的身體組織。

　　人們早就知道骨髓幹細胞可以轉變為免疫細胞，幫助我們抵抗感染。先前我們也提過了神經新生的過程。有證據顯示，形成神經元的幹細胞也源自骨髓。有一些研究顯示，當皮膚傷口癒合時，幹細胞會從骨髓來到皮膚，形成皮膚細胞。還有證據顯示，骨髓的幹細胞也可以轉移到心臟，形成心臟細胞，進而讓受損的心肌再生。

　　正如我們所知，新體驗、強烈的情緒狀態、靈性體驗與運動，都可以加速神經新生。因此，一個人的精神或情緒狀態會影響幹細胞（藉由始於心智的一連串事件）是合乎邏輯的假設。壓力會干擾神經新生，也是已知的事實。壓力還會拖延癒合過程，這表明壓力或許會抑制幹細胞 DNA 的基因，而幹細胞要變成癒合所需要的細胞，這些基因是必不可少的。

　　因此極有可能的，心智要不是促成幹細胞變成新細胞，就是干擾這個過程。事實上，在心臟的研究上，已經知道高度壓力會降低血管內皮前驅細胞（endothelial progenitor cells，簡稱 EPC，是一種幹細胞）的數量，EPC 是用來鋪設血管壁的細胞。因此，既然壓力會影響幹細胞，那麼其他的心智及情緒狀態也極有可能會影響幹細胞。

　　有些研究以缺乏愛和關懷的收容所兒童為對象，這些兒童

的體型多半比同齡孩子瘦小。他們的身高較矮、頭圍較小，連心臟也比較小。幹細胞產生心肌細胞的過程稱為「心肌生成」（cardiomyogenesis），而催產素在此個程中扮演關鍵角色。催產素不足時，心肌生成的速度會變慢。在缺乏關愛的兒童身上，催產素的分泌量比一般兒童少很多。

有一項研究名為「跨國領養後兒童發育速度急起直追的證據」（Evidence for Massive Catch-up Following International Adoption），在這項充滿希望的研究中，科學家發現如果孩童及早找到寄養或領養家庭，他們的發育速度會變快。我們幾乎可以斷定這個急起直追的發育過程，部分可以歸功為孩童心情的轉變——他們得到了愛、連結及家長的回應，而這樣的轉變活化了製造生長激素和催產素的基因，提高了體內生長激素及催產素的濃度。

為什麼我要一再地強調基因方面的事實呢？部分原因是我們一貫的觀念似乎都認為心智就只是心智，不具任何影響力。強調心智狀態可能會引發一些令人意外的後續效應，但或許我們可以學會放下以往的舊觀念，對自己有更多的信心。當然，我不是要你放棄常規的醫療建議，而是這兩者可以共存共榮。

曾經獲得心理治療領域傑出貢獻終身成就獎的科學家歐內斯特‧羅西（Ernest L. Rossi），在其優秀作品《基因表達的心理生物學》（暫譯，*The Psychobiology of Gene Expression*）中

寫道：「許多所謂的療癒奇蹟宣稱是靈性實踐與催眠治療的功勞，但十之八九都來自……全身幹細胞的基因表現。」

　　心智對身體的影響力確實驚人。在下一章，我們將會看到觀想對身體的實質影響，我會舉一些新的科學證據來加以驗證。

第 6 章

想像與觀察的力量

「觀想是有目的性的白日夢。」

——博·班尼特（Bo Bennett）

美國企業家與勵志專家

都靈大學的班內迪帝教授做過一項有趣的研究，讓志願者將止痛藥膏塗抹在單邊的手或腳上。但其實那是安慰劑，與日常使用的潤膚乳霜沒兩樣，只是志願者不知道實情。

接著，又在志願者的雙手注射辣椒素，辣椒素是讓辣椒火辣辣的化學物質，可以想像志願者會有什麼感覺。儘管志願者塗抹的只是安慰劑，但塗了安慰劑的那隻手，痛感卻比沒有塗的另一隻手要低很多。比如說，他們將安慰劑塗在左手、右手沒塗，那麼左手的痛感會大為減輕，而右手卻又辣又痛。

然後，班內迪帝檢視了志願者的大腦。如同我們在第二章所見的，當一個人認定自己使用的是止痛藥後，大腦便會自行製造天然止痛藥「內源性類鴉片肽」，在這項研究中，志願者

的大腦也有同樣的反應。但神奇的是，只有與塗了安慰劑乳霜的那隻手相對應的腦區製造了內源性類鴉片肽。因此，如果乳霜是塗在左手，那就只有與左手相對應的腦區會生產內源性類鴉片肽，而與右手相對應的腦區則一切如常。

班內迪帝寫道：「……內源性類鴉片肽不是作用在整個神經系統，而是只有那些把特定期待與特定安慰劑反應串連在一起的神經迴路才會起作用。」

換句話說，在志願者所關注的身體部位，或者說在他們期待可以止痛的身體部位，不論是左手或右手，大腦都只會在這個相應部位製造天然止痛藥，而不包括其他大腦部位。於是，就出現了選擇性（聚焦性）安慰劑效應。

第二章解釋過大腦會製造必要的物質，來促成我們預期會發生的效果。事實上，大腦還會在你預期會出現效果的身體部位，製造出那些物質。如果你將注意力放在任一個身體部位，例如手指、腳趾、耳朵、舌頭，那裡便會「有感覺」，這是因為該部位受到刺激，而與之相對應的大腦部位也會受到刺激。

在班內迪帝之前，美國康乃狄克大學的科學家也做過類似研究，在五十六名志願者的手指或手上進行疼痛實驗。研究人員把安慰劑乳霜拿給志願者，告知他們那是止痛藥膏，並讓他們塗抹在手上或手指上。當志願者相信塗抹的是止痛藥膏後，手指或手上的塗抹部位，痛感都會輕微很多。

　　在孩子跌倒並擦傷肘部或膝蓋時，如果父母能夠「親一親讓痛痛飛走」，破皮處的疼痛也能減輕。這是因為相對應手肘或膝蓋部位的腦區會製造天然止痛藥，有效減輕了手肘或膝蓋的疼痛。這不只是單純的心理作用，而是真的有能量隨著注意力流入了所關注之處。

　　當我們感到疼痛並拿到安慰劑，無論是藥膏、藥錠、打針、有卡通圖案或甚至寫上幾個字的 OK 繃，對疼痛部位的意識及對止痛的預期，會導致我們聚焦的特定部位達到緩解疼痛的作用，而其他部位則沒有這種止痛效果。

　　假如有個人身上同時出現兩種病症，只給他其中一種病症的安慰劑，並讓他相信是真藥，同樣的情況也會發生。第二章我們曾提到一項過敏原與花粉的安慰劑研究，當受試者相信裡面真的裝著過敏原及花粉時，會分別出現氣喘及花粉熱的症狀。然後，再給他們另一支吸入器，並告訴他們裡面只裝著過敏原，結果受試者只出現氣喘症狀。在第三次實驗時，受試者被告知吸入器裝了過敏原及花粉，於是又一次的，他們出現了氣喘及花粉熱症狀。

　　受試者對接下來應該會發生什麼事的認知，決定了身體會釋出什麼化學物質，於是讓預期中會發生的事情真的發生了。因此，如果有氣喘及花粉熱的人拿到據稱可以緩解氣喘的安慰劑，並相信那是真藥，他們的氣喘症狀極有可能會消失，但花

粉熱症狀仍然存在。反之，如果他們被告知安慰劑可以緩解花粉熱，消失的則是花粉熱症狀，而氣喘症狀會持續。

　　正如疼痛實驗的結果，我們的認知凌駕了藥物的效果。我們對於身體的不適，以及用藥後應該得到什麼效果的想法，似乎形成了一股引導的力量，指示大腦與身體要釋出哪些化學物質、要開啟或關閉哪些基因、化學物質應該流向哪裡，最後我們預期應該發生的事就真的發生了。

大腦與身體的連動

　　我們全身上下的每個部位都與大腦連線，神經把大腦與皮膚、肌肉、骨骼、肌腱、臟器連結起來。因此，不論別人碰觸你身體的哪個部位，你都能感覺得到。然而，大腦不是只能察覺到別人的碰觸，當你專注想像身體的某個部位時，多半也會出現相同的效果。因此，在催眠狀態下的人或是訓練有素的冥想者，如果他們想像右手變熱發燙，右手的溫度真的會提高。這也是為什麼轉移注意力可以緩解疼痛。

　　這些現象曾經被認為是神祕學的領域，或是被貶抑為騙術而不屑一顧，但如今卻成了不少科學家研究的主題。神經科學的研究顯示，當我們在想像中移動某個身體部位時，控制該部

位的腦區就會被活化。例如，你在想像中移動右手，你大腦中的「右手腦圖」就會被活化。

　　二〇〇三年，瑞典斯德哥爾摩的卡羅琳學院（Karolinska Institute，學院中有一個委員會專門負責頒發諾貝爾生理學或醫學獎）研究人員在《神經生理學期刊》（*Journal of Neurophysiology*）發表論文，文中證明當我們在想像中移動手指、腳趾或舌頭時，掌管該部位的腦區會被活化。

光想像不運動，就能增強肌肉？

　　如果反覆想著某個身體部位，可以產生更大的效果。我們在第五章提到，某個動作一直重複，會擴展相對應的腦圖，並讓該腦區變得更加厚實；然而，僅僅是在想像中做一個動作，也會出現相同的效果。

　　哈佛大學神經學教授亞瓦洛・帕斯科－里昂（Alvaro Pascual-Leone）主持過一項研究，讓志願者練習彈鋼琴。他們必須使用五根手指反覆彈一個簡單的音階，每天彈五個小時，持續五天。研究人員天天掃描志願者的大腦，研究與手指肌肉相對應的大腦部位。結果發現，那個腦區會像肌肉一樣生長，這種現象也就是我們前面提過的神經可塑性。

另一組志願者則在想像中彈奏音符，他們也同樣每天接受大腦掃描。令人驚訝的是，相同的腦區也出現了變化，而且變化程度與前一組差不多。他們的大腦似乎無法區別現實（真的彈鋼琴）與想像。對大腦而言，現實與想像似乎是同一回事。

考慮到兩組志願者不論是真的彈鋼琴或在想像中彈鋼琴，大腦變化都差不多，讓許多科學家很想知道，同樣的現象會出現在肌肉上嗎？如果有人在想像中做運動，比如舉重，肌肉也會變得更強壯嗎？事實證明，它們的確如此！

例如，二○○四年美國克利夫蘭醫學中心的勒納研究所（Lerner Research Institute）生物醫學工程的科學家們證實，透過想像可以增強肌力。在該研究中，志願者反覆伸展與屈曲一隻手的小指頭，每天十五分鐘，一週五天，持續三個月。

持續抬高一根小指頭相當費力，所以志願者的實際做法是一口氣做十五次的伸展與屈曲，然後休息二十秒。在實驗的三個月期間，研究人員在一開始及結束時分別做了一次肌力測試，結果發現這一組志願者的肌力平均增加五三％。

另一組則是在想像中伸展與屈曲小指頭，也是一天十五分鐘，一週五天，持續三個月。他們同樣測量了兩次肌力。令人嘖嘖稱奇的是，他們的肌力竟然增加了三五％……而實際上，他們連一根手指頭都沒動過！

我的一個朋友對這種效應非常不以為然，曾經對我說這樣

的成績還遠不如那些真的做伸展與屈曲的人——他們的肌力成長了五三％。我向他指出，至少不是○％，而且在一根手指頭都沒動過的情況下，他們的實際肌力還增加了三五％。

以前任職於製藥公司時，我曾經利用業餘時間在英國規模數一數二的運動俱樂部——曼徹斯特塞爾哈里斯俱樂部（Sale Harriers Manchester）——擔任體育教練。幾年後，有一個年輕的短跑運動員告訴我，他的肩膀必須動手術，醫生說術後復原期會讓他一整個賽季都無法訓練。於是，我向他說了上述這個實驗。

他很擔心自己的肌力會變差，因此我建議他想像自己上健身房運動。我鉅細靡遺地告訴他怎麼做：他要像真正在健身房時一樣舉重，甚至還要想像個人的最佳成績不斷提高。結果，他的傷勢不僅復原得比一般人更快，當他恢復訓練時，肌力及敏捷度更是不輸手術之前。事實上，他跑得更快了，而且不久後還入選了國家隊，這是他生平第一次代表英國參加比賽。

研究確實顯示，雖然只是靠想像舉重，但是舉起更重的重量時，大腦與肌肉受到的刺激卻真的大過舉起較輕的重量。二○○七年，法國里昂大學在一項實驗中，讓一組受試者真的舉起不同重量的啞鈴，另一組受試者則是在想像中進行。值得注意的是，科學家們發現受試者在想像中舉啞鈴時，肌肉的活化程度會與想像中舉重的啞鈴重量相符。例如，假設他們想像自

己舉起一個更重的啞鈴,其肌肉的活化程度會高於想像中舉起一個較輕的啞鈴。

很多運動員早就知道可以透過觀想來影響肌肉,他們會觀想自己取得了最好的成績。而這個做法,往往是沒沒無聞的運動員得以脫穎而出,成為冠軍的主要關鍵。

靠意念來移動義肢,腦機介面的實際應用

想像移動身體部位來活化相對應的腦區,這一類的研究成果衍生出了各種強大的應用,其中一種就是義肢。許多研究會使用腦機介面(brain-computer interfaces,人腦與電腦之間溝通的介面),來記錄想像的動作所刺激的神經元。

例如,假設某個人想像自己的右腳向前跨出一步,由於人腦無法區別現實與想像,因此大腦相對應的右腳腦區便會被活化。腦機介面會記錄大腦被活化的精確部位,並將訊號發送給右腳的義肢,於是每一回該腦區被活化,義肢就會隨之移動。

舉個例子進一步說明。假設腦機介面使用標示著 A、B、C、D 及 1、2、3、4 的簡單網格來標記位置,類似一個頂端橫軸寫著字母而垂直軸寫著數字的小棋盤——再假設網格 A2 對應的是右腿,每一回這個人想像自己移動右腳時,腦機介面會記

錄到 A2 被活化，便會解讀為移動右腳義肢的命令。初期研究是使用虛擬實境的模擬器，讓四肢癱瘓的患者學習用心智來控制虛擬化身。

事實上，奧地利格拉茲科技大學（Graz University of Technology）的研究人員，於二〇〇六年發表了一篇題為「憑著意念行走」（Walking from thought）的論文，其中的癱瘓者在想像中移動雙腿，讓代表自己的虛擬人物在虛擬實境模擬器中的虛擬街道步行。

二〇〇六年，有些先進研究在科學雜誌《自然》上發表，其中有一名癱瘓者的大腦被植入了一枚小小的晶片，以便記錄他被活化的大腦部位，據此來移動電腦螢幕上的游標，甚至憑著意念打開電子郵件。他還能玩一種電腦遊戲，操控一隻機械手臂，在談話時改變電視頻道和音量。

當癱瘓者把注意力集中在不同的身體部位時，晶片記錄了大腦被活化的精確位置，腦機介面便將這些被活化的部位連結到房間內的不同控制器。因此，如果他腦中想像著自己的右手，晶片就會記錄到大腦相對應的右手腦區被活化，腦機介面便會把這解讀成某個指令，比如說提高電視的音量。

神奇的鏡像神經元

大腦無法區別你是正在做某件事，或只是想像自己正在做那件事；大腦也分不出來是你在做某件事，或是正在看著別人做。當我們觀察別人做某個動作時，我們的大腦會隨之活化，就像做那個動作的人是自己一樣，這就是所謂的「動作觀察」（action observation）。

義大利帕爾馬大學（University of Parma）的研究人員，二○○一年在《歐洲神經科學期刊》（*European Journal of Neuroscience*）發表了一些初期的研究成果，研究人員讓志願者在觀察別人動作（比如移動手、嘴或腳）的同時，掃描志願者的大腦。結果發現，志願者在觀察別人的動作時，本身控制手、嘴或腳動作的大腦部位也被活化了，就像自己親自做了那些動作一樣。

二○○六年，威爾斯大學臨床暨認知神經科學中心的科學家發表了一篇標題為「我愛貝克漢：體現知名運動員的運動技能」（Bend it like Beckham: embodying the motor skills of famous athletes）的精彩論文，進一步研究這個現象。這些科學家發現，我們甚至不必當場觀察別人的動作，只需要看到以某項技巧聞名的名人照片，憑著我們對這些名人招牌動作的印象，相對應的腦區與肌肉便會受到刺激。例如，看著一張足球

明星的照片，就可以活化掌管腿部及腳部肌肉的大腦部位。

　　儘管這聽起來不可思議，但觀看傑出運動員施展身手，確實能讓你在該項運動表現得更好。看著別人展現技能，你也會在相關技能上獲得成長。觀看專業的高爾夫球選手打球，會讓你更擅長打高爾夫球；相反的，觀看技巧拙劣的人，也會讓你跟他們一樣拙劣。因此，有心學習技藝的你切記寧缺勿濫，要跟技藝精湛的人見賢思齊，才能從中獲得好處。

　　正如想像自己鍛鍊肌肉會改善肌力一樣，光是觀察別人鍛鍊肌力也有這樣的效果。在一項與本章前述研究類似的實驗中，研究人員把受試者分成兩組，第一組將橡皮筋套在右手食指與中指上來鍛鍊手指，第二組則是在一旁看著他們練習。在為期十天的研究中，每兩天重複做二十五次指力訓練。

　　第一組（用橡皮筋鍛鍊手指的那一組）受試者，右手手指的肌力增加了五○％。神奇的是，在別人鍛鍊指力時只在現場觀看的第二組，他們右手的指力也增加了三二％。他們不僅一根指頭都沒動，甚至連觀想都沒有做。

　　假如你去健身房又實在懶得動，是否光坐在餐飲區看著別人運動，也照樣有些進步呢？答案是可以，雖然這個答案聽起來很奇怪。實際的體能訓練、想像中的體能訓練、看著別人體能訓練，所活化的大腦部位都差不多。

　　德國什列斯維格荷爾斯坦大學附設醫院（University Hospital Schleswig-Holstein）的科學家，在《神經成像》期刊發表過一項中風復健的開創性研究，他們針對八名中風患者進行了為期四週的實驗，讓這些中風患者觀看健康者的日常活動，例如喝啡咖或吃蘋果。在這段期間，患者照常做一般的復健。四週結束後，觀看別人活動的中風患者，復健成果大幅超越沒有觀察的中風患者，而且更讓人吃驚的是，根據腦部核磁共振掃描顯示，前者受損的腦圖也正在修復、再生。

大腦會鏡像模擬我們專注觀察的對象。例如，跟快樂的人在一起，你的大腦會鏡像模擬兩條微笑肌（顴大肌）的動作，將嘴型拉成一個微笑，而眼尾的眼輪匝肌則在我們真心大笑時皺起來。

跟這個人相處的時間越長，鏡像模擬就越頻繁發生，你也會越快樂，因為你的大腦會刺激你自己的微笑肌。這就是所謂的「情緒感染」。在拙作《思維感染力》（暫譯，*The Contagious Power of Thinking*）一書中，我用了很多篇幅介紹不同類型的情緒感染。

情緒感染與動作觀察所刺激的大腦神經元，有一個很貼切的名字——鏡像神經元（mirror neurons）。鏡像神經元協助我們在觀看別人做什麼時，學習新事物。例如，在二〇〇四年的一項研究中，義大利帕爾馬大學神經科學系的科學家們，讓不曾彈過吉他的志願者觀看別人彈吉他，然後一邊掃描他們的大

腦。掃描結果顯示，他們的鏡像神經元被活化了，就像是自己在彈吉他一樣。

即使只是聽到描述動作的句子，大腦也會被活化，彷彿是我們親自動手一樣。帕爾馬大學神經科學系的科學家發現，當志願者聽別人談論手部動作時，他們掌管手部動作的大腦部位被活化了；聽別人描述腳部動作，控制腳部動作的大腦部位同樣也被活化了。

我和一群人一起做了幾次小測試。我讓他們閉上眼睛，聽我花些時間描述左側或右側肩膀的動作，包括伸展及旋轉。一、兩分鐘過後，大部分的人都覺得我描述的那一側肩膀得到了伸展，感覺更靈活了。

這就是為什麼看到別人受傷時，我們也會覺得不舒服。如果看到有人扭傷了腳，我們可能會突然感覺有一陣陣的痛感從腳踝往上竄。我們能夠與他人感同身受、感受到不存在的疼痛，以及在所愛的人遭受病痛折磨時，也會感受到他們的症狀，其中部分原因就是鏡像神經元（也與同理心有關）。有些男人在妻子分娩時，甚至會體驗到子宮收縮的感覺。

我們可以在日常生活中善用這一點。在我帶領的一次研習營中，有一名女學員分享了她使用妙招來防止長水痘的三歲女兒抓自己的臉。

她告訴我，她女兒因為水痘很癢一直想抓臉，由於她看過

本書的第一版，於是心生一計，想到用泰迪熊來讓女兒抓癢。她讓女兒去找出一隻臉也很癢的泰迪熊，然後告訴女兒，只要她的臉發癢時，隨時都可以幫泰迪熊抓癢，這樣做她的臉就不會癢了。

　　小女孩很聽話，而神奇的是，她的臉就這麼止癢了，一次都沒有抓過。

第 7 章
用想像力來復健，
提高運動表現

「世界上沒有什麼能比積極的推動更有力量。一個微笑、一句樂觀和希望的話語，在事情艱難時說一句『你辦得到』。」
　　　　　　　　——理查・狄維士（Richard M. DeVos）
　　　　　　　　　　　美國企業家、安麗共同創辦人

觀想、心智練習、心像（mental imagery）、引導式心像（guided imagery）、動作心像（motor imagery）、動覺心像（kinaesthetic imagery），大致上都在說同一件事——以心智去想像某事某物。在這本書中，我會交替使用這些詞彙，但多數使用更簡單的觀想二字，畢竟聽過的人也比較多。當我使用其他詞彙時，通常是因為在引述的研究中，當初的研究人員就是使用該詞彙。

近幾十年來，觀想的研究數量爆增，其中許多研究被應用於復健與運動。一九八〇年，在科學期刊發表的相關研究論文

只有一百二十二篇，但到了二〇一〇年，數量已超過兩萬。到了二〇一八年初，則成長到四萬四千篇，這是我在撰寫本書期間在搜尋引擎 PubMed 搜尋的結果，檢索詞是二〇一〇年慣常使用的「心智練習」（mental practice）。

當時相關研究已經取得了長足的進展，但還留有很多探究的空間。在這一章中，我會引述到目前為止的一些重大發現。

運用想像來修復神經

「心像法是中風患者一種可行的介入手段，因為它安全、經濟，還可以有無限多次的練習機會。」

以上是二〇一四年一項統合分析得出的結論，該研究分析在中風復健中使用心像法的幾份科學文獻。中風復健的研究期間長短不一，有的只有三週，有的六週或長達十二週，但多數研究都顯示心像法在臨床上具有顯著影響，不論中風時間是最近或幾年前的患者，都能從心像法受惠。

美國辛辛那提大學醫學院復健醫學系曾進行過一項研究，讓十六名慢性中風患者聽錄音帶，引導他們觀想自己受損那一側的手部、手臂及肩膀，一次二十分鐘，接著是五分鐘的漸進

式肌肉放鬆（一次放鬆一個肌群），再以五分鐘時間讓注意力重新回到病房裡。他們使用的觀想畫面是伸出手去拿杯子或其他物品、翻書，以及準確地使用書寫文具。

這些中風患者在三十分鐘的物理治療後，每週要練習觀想（心像）兩次；而對照組的十六名中風患者，在物理治療後，要做三十分鐘的肌肉放鬆療程。

在為期六週的專案結束時，練習觀想的中風患者顯然取得了明顯的進步。比起物理治療＋放鬆肌肉的對照組，觀想組的日常手臂功能有顯著的改善，手臂的動作障礙減輕了不少。該研究的作者群指出，從觀想獲得的改善具有臨床意義。

以觀想輔助中風復健的相關研究，證實除了物理治療之外，觀想也是有輔助效果的，但不能以觀想取代物理治療。這一點非常重要，對於任何想以觀想來輔助治療的情況，都是如此。觀想無法取代醫療建議，而是與醫療建議相輔相成。

無論使用什麼療法或藥物來治療外傷或病症，都必須用腦袋思考，這也是心智之所以存在的本質。我們的心智很容易到處遊盪，當它徘徊在壓力沉重的念頭時可能對我們有害無益，但是一旦它聚焦在積極、正面的事物時，就可能對我們很有幫助。事實上，觀想的作用就是引導我們思考的內容，好瞄準正面、有建設性的目標。在某種程度上，光是學習觀想這件事就有直接的效益，不僅僅是減輕壓力而已。

　　二〇一四年，中國的首都醫科大學康復醫學院針對十名中風不久的患者作為研究對象，其中有些患者只做物理療法，其他患者則接受物理療法外加手部動作的心像練習，然後再比較兩組患者的進展。心像訓練組每週練習五天，為期四週。結果發現，心像訓練搭配物理療法的效果，明顯優於單做物理療法的效果；這個結果與其他研究一致。

　　後來檢視患者的腦部掃描時，研究人員還發現手部動作的改善，與大腦受損部位活化程度提高一致，這表明大腦具有驚人的再生能力。

　　中風復健的相關研究，確實指出大腦具有重組及再生的強大能力。正是這種「可塑性」，讓中風患者得以恢復行動能力。

　　大腦的重組與再生能力，對於任何需要修復神經的損傷都非常重要。二〇〇七年，曾經有科學家教導脊髓受損的患者如何觀想。他們讓十名四肢癱瘓的患者想像在移動自己的舌頭和雙腳，並同時做大腦掃描。結果顯示，癱瘓者的關鍵腦區出現了明顯的活化跡象，彷彿他們真的做了那些動作。這篇論文發表在《實驗性腦部研究》（*Experimental Brain Research*）期刊，其作者群建議將觀想納入所有脊髓損傷的復健療程中。

　　觀想也對帕金森氏症有用。在一篇發表於《神經復健與神經修復》（*Neurorehabilitation and Neural Repair*）期刊的報告中，研究人員讓帕金森氏症患者連續十二週，每週接受兩次、

每次一小時的物理治療加觀想，然後與只接受物理治療的患者比較。十二週後，觀想組患者的進步程度，遙遙領先沒有觀想的另一組患者。

觀想的力量可以提高運動表現

正如我們在前一章提到的，觀想不僅能促進神經復健，也是提高運動技能的一個好方法。

幾年前，我在某企業演講時，在我前面的演講者是知名的英國田徑選手薩莉‧岡內爾（Sally Gunnell），她曾獲頒大英帝國官佐勳章（OBE），是一九九二年奧運四百公尺跨欄田徑賽的金牌得主。薩莉在演講中提到：「贏得奧運金牌，七成取決於精神。」她指的是態度與決心。她還說，其中大部分都跟日常觀想有關。一九九一年，她在世界田徑錦標賽贏得亞軍之後，用了整整一年的時間一遍遍地觀想自己在奧運中跨欄的畫面。她想像著自己抬腿跨欄，保持節奏地跑步，甚至還想像自己在接近終點時跑得筋疲力竭的樣子，想像自己雖然渾身不舒服，卻依然保持水準地衝過終點線。她認為觀想是自己奪得金牌的關鍵因素之一。

如今觀想已廣泛應用於許多不同的運動中，包括田徑、足

球、網球、高爾夫球、籃球及溜冰，運動員們就像薩莉‧岡內爾的做法一樣，也在心裡訓練或彩排某個動作。以籃球運動員來說，他們可能會重複地想像一個特定的投籃動作，想像手臂及手指如何施加正確的力道，讓球能旋轉起來順利投進。但對一個運動新手來說，不見得知道應該想像什麼，畢竟他對該項運動的技巧仍然所知有限。

因此，運動新手在觀想時，如果不能把動作做對了，反而會提高錯誤動作的執行能力，於是拿手的都是有瑕疵的動作，因為他們觀想時所想像的，就是這樣的動作。他們的肌肉只是回應自己的想像罷了。

這時，鏡像神經元就可以派上用場。仔細觀察別人正確的動作來完善自己的想像，讓觀想的細節更精準到位。如同我們在前一章所說的，「動作觀察」就是反覆觀察一個實際的動作。觀察別人的動作能夠刺激大腦的鏡像神經元，而鏡像神經元可以幫助大腦加快學習的速度。因此，想要做得正確，關鍵就在於選擇你要觀察什麼。

許多研究都已經證實「動作觀察」對運動競賽的好處。曾任職於南韓啟明大學的金泰和（音譯，Tae-Ho Kim），目前在德國比勒菲爾德（Bielefeld）神經認知與動作生物力學研究中心（Neurocognition and Action-Biomechanics Research Group）工作，他曾經研究動作觀察與心像對於高爾夫球正確推桿動作

的影響。

　　該研究找來了六十名男性志願者，隨機分為六組（每一組十人），包括：動作觀察組（AO）、心像練習組（MI）、身體練習組（PP）、動作觀察＋實際練習組（AO-PP）、心像練習＋身體練習組（MI-PP），以及什麼都不做、充當基準的對照組。

　　連續三天，動作觀察組每天都要看高爾夫球教學錄影帶，觀察專業的高爾夫球選手推桿六十次（一共觀察了一百八十次推桿）。心像練習組則是每天在想像中推桿六十次，而身體練習組每天都要實際推桿六十次。

　　剩下的三組：動作觀察＋實際練習組要觀看三十次推桿並實際練習三十次（在這三天裡，總共觀察九十次推桿、親自推桿九十次，合計一百八十次）；心像練習＋身體練習組每天觀想三十次推桿、親自下場推桿三十次；對照組什麼都沒做。在每天練習完畢後，都會測量一次每個人推桿的精確度，一週後再測一次。

　　首先，研究發現，動作觀察＋身體練習的效果優於其他練習方法，而且明顯比只有身體練習的效果要好很多。也就是說，在親自下場推桿九十次之前先觀察專業選手推桿九十次，其學習效果遠遠超過親自推桿一百八十次。

　　動作觀察有助於改進技巧，因此親自推桿時的動作就會更

正確。你或許會錯誤地以為動作觀察只是將推桿技巧分解成幾個細部動作，然後據此分析自己應該做什麼或不應該做什麼。但其實不然。

動作觀察之所以有用，原因正如我們在前一章所說的，觀察正確的高爾夫球動作會刺激鏡像神經元系統（mirror neuron system），以正確揮桿者的動作為依據，刺激觀察者身上相同的肌肉。鏡像神經元系統會根據觀察對象的動作，以完全相同的方式刺激肌肉，讓肌肉做出同樣的細微扭轉，施加相同的力道與移動重心。所以，即使推桿的次數沒那麼多，但肌肉卻學會了如何做出正確的動作。於是，學習（或復健）的速度就加快了。

這項研究另一個值得注意的是，動作觀察＋身體練習的效果，會比心像練習（觀想）＋身體練習更好。心像練習對中風復健非常有效的部分原因，在於中風患者對於想像中的動作非常熟悉：每個人都有用手拿東西及翻書的經驗。相反的，高爾夫球的初學者對於如何拿球桿、揮桿及推桿等技巧沒有那麼熟練。話說回來，如果這些初學者能夠建立正確且清晰的「心智表徵」，也就是對要觀想的畫面有正確的認知，他們的推桿動作會比較到位。

金泰和在後續實驗中也驗證了這一點，他檢驗了心智表徵與能力之間的關係。他採用了與先前研究類似的設計，但這次

是以四十名高爾夫球初學者為樣本，再次研究動作觀察和心像對學習高爾夫球推桿的影響。

這一次，他把這些初學者分成四組（每組十人）。一開始四組都做了一些練習：推桿十五次。第一組隨後接受動作觀察的訓練，連續三天，每天觀察專業高爾夫球選手推桿六十次；第二組接受心像訓練，連續三天，每天觀想推桿六十次；第三組是身體練習，每天親自練習推桿六十次；第四組是對照組，什麼都沒做。

研究結束後，金泰和評估了每個志願者的心智表徵結構（即心像畫面的準確度），然後與訓練開始前、訓練三天後的結果比較。

動作觀察＋心像練習組在這三天裡突飛猛進，當然，實際練習的那一組也進步很多。但重點在於，多做了動作觀察的那一組，心智表徵結構與推桿表現呈現明顯的正相關。也就是說，觀摩專家推桿動作的那一組，改善了他們的心智表徵結構──他們精煉了自己的心像畫面，從而讓推桿動作更準確。

擁有良好的心智表徵，對我們會有兩項助益：幫助我們練習，以及無意識地觀想。在這個例子中，前者是指實際上場推桿；後者是指一個人排隊買咖啡或者和同事聊天時，有可能會不自覺地模擬高爾夫球的推桿動作。心智表徵會直接影響我們在實際推桿時的肌肉運作。

因此，觀摩別人精準到位的動作，你就能擁有一個可以清楚觀想的畫面。許多研究證實，觀想確實可以改善運動技巧，但不管是哪一種情況，關鍵都是你真的知道要觀想什麼。觀察別人錯誤的動作，會讓你在行動時也犯下相同的錯誤。建立正確無誤的心智表徵非常重要，尤其是運動方面。我們可以運用心像來建立正確的心智表徵，但先觀察專家的動作往往對我們更有利。

我的親身體驗：動作觀察＋觀想

我在學打網球時，有過類似的經歷。二〇一六年夏天，我開始學打網球，當時我剛搬到蘇格蘭的鄧布蘭（Dunblane），網球界的知名人物穆雷兄弟（Andy and Jamie Murray）小時候就住在這裡。

在此之前，我唯一的網球經驗就是青少年時期曾經玩過一陣子，但是打得非常爛。身為四十多歲的中年人，要學習這個新技能是相當大的挑戰。二〇一七年，我加入了俱樂部聯賽，每回跟人對打都輸得慘兮兮，最常見的比數是六比一和六比零。

因此，我決定拿自己當實驗白老鼠，試一下動作觀察與心像觀想的效果。我知道網球的發球，是運動項目中技巧最複雜的動作之一，而我尤其不擅長這個動作，所以我是動作觀察與心像訓練的絕佳人選。

一開始，我只做觀想，但沒有什麼進展。由於我缺乏正確發球的經驗，無法精準地想像出正確的發球動作，所以很難觀想出什麼畫面。我的心智表徵與正確的發球動作，差了十萬八千里。

於是我改弦易轍：從動作觀察入手。我找來球王安迪‧穆雷的發球影片（只有五秒），反覆看了數千遍（一天看五次，每次看二十遍）。在鏡像神經元系統的幫助下，我將發球的正確技巧烙印在腦海裡，直到我可以輕鬆地觀想出我想要的畫面——優異的發球動作。然後，我再以觀想來補充動作觀察。此外，每週我會做一次實際的發球練習（身體練習）。

學習成果非常驚人。我打網球的整體水準提高了一點，而發球動作則進步神速：發球技巧更老練；擊球動作乾淨俐落又準確，可以打出旋球，速度也更快。更重要的是，我終於贏球比輸球多。短短幾個月內，我便從第四級的墊底晉升到第四級的頂尖。即便我還是待在最底層的第四級（我顯然不是個網球高手），但這不重要，重要的是我使用動作觀察＋心像練習，才會有如此快的進步。

第8章
運用想像提升免疫系統

「概括來說，我們的免疫系統和神經系統隨時都在對話，互相影響。」

——丹尼爾‧戴維斯（Daniel M. Davis）
曼徹斯特大學免疫學教授

　　觀想已被證實可以提升免疫功能。很多人都認為免疫力提升的根本原因，在於觀想時壓力會減輕。這確實有道理，因為觀想通常是在放鬆的狀態下進行，而放鬆確實能紓解壓力，於是免疫系統就能發揮出更好的功能。不過，觀想的作用遠不止於此。

　　為了釐清觀想的確切效果，有幾項相關研究就直接以免疫系統為目標。這些研究的目的，是比較放鬆式觀想與針對免疫系統的觀想有何差別。

針對免疫系統的心像練習

美國心理學家潔妮‧亞克特柏格（Jeanne Achterberg）曾在德州大學做過這一類的研究，她招募了四十五名志願者隨機分組，讓第一組透過觀想（心像）來提高 s-IgA（分泌型免疫球蛋白 A）的濃度。s-IgA 是免疫系統的一部分，經證實可作為整體免疫功能的精確指標。第二組則做一般性的放鬆觀想練習，不用特別針對免疫系統。

兩組志願者每兩天聽一段引導式觀想錄音帶，持續六週——第一組聽的是鎖定免疫系統的錄音帶，第二組則是觀想愉悅、放鬆的場景。研究人員又給第一組看免疫系統如何運作的繪圖和照片，作為觀想的範本，讓他們可以建立良好的心智表徵。第一組還看了可以產生抗體的 B 細胞從骨髓出來的畫面，也看了漿細胞分泌出大量雙 Y 型 s-IgA 抗體的情形。

六週後，比起沒做觀想的對照組，兩組志願者的 s-IgA 濃度都如預期地提高了。值得注意的是，刻意觀想免疫系統的第一組，s-IgA 濃度是第二組放鬆觀想組員的兩倍多。針對免疫系統觀想讓 s-IgA 的濃度大幅增加，超過了單純的放鬆觀想。

研究人員還特別指出了一個時間點，這對下文的其他研究很重要。兩組志願者的 s-IgA 濃度都增加得相當快，但大約三週後，兩組之間的 s-IgA 濃度才開始出現明顯的差異。

　　在上述研究中，志願者被要求觀想 s-IgA 抗體，而在另一項研究中，潔妮‧亞克特柏格則要求志願者觀想免疫系統的特定細胞，試圖增加那些細胞的數量。三十名志願者得到的指示是，選擇研究團隊稱為「特化細胞」的兩種白血球（嗜中性白血球及淋巴球）圖片之一，作為觀想目標。這一次，志願者要針對細胞的形狀、細胞的所在位置及活動來觀想。志願者隨機分為兩組（免疫系統觀想組及放鬆觀想組），每天觀想二十分鐘，持續六週。

　　六週後，分別測量兩組志願者的嗜中性白血球和淋巴球數量。觀想嗜中性白血球的志願者，嗜中性白血球數量下降，但淋巴球沒有。觀想淋巴球的志願者，淋巴球減少而嗜中性白血球的數量沒有變。顯然觀想發揮了效果，只是結果與預期相反。

　　被觀想的那一種細胞數量反而減少了，你可能預期它會增加，畢竟我們討論的是免疫功能，尤其根據前述的 s-IgA 研究結果，你自然會預期這種免疫細胞的數量會增加。

　　但嗜中性白血球的數量減少，並不表示免疫系統變弱了，反而意味著觀想見效了。研究人員指出，白血球會減少是因為著邊（margination）與趨化（chemotaxis）這兩種過程：一旦身體出現發炎反應時，白血球會聚集於血管周邊（稱為「著邊」），沿著血管壁流動，前往需要它們支援的身體部位（稱為「趨化」）。

　　由於該研究主要是計算血液中的嗜中性白血球及淋巴球數
量，會檢測到觀想的白血球數目變少，是因為許多嗜中性白血
球及淋巴球都不在主要的血液循環中了。這不代表觀想無效，
反而是志願者所觀想的那一種白血球工作效率提高了。

觀想對於提升免疫功能的潛在效應

　　其他的研究人員也觀察到同樣的情況。例如，有一項研究
讓二十名患者（十男十女）試著觀想白血球（具體來說是嗜中
性白血球）的數量增加，這些患者的白血球數量都因為生病而
下降。參與研究的患者，至少已經連續六個月的白血球數量都
低於正常值，他們的病症不一，包括癌症、愛滋病、病毒感
染、鼻竇炎、子宮內膜異位症、過敏及肝炎等等。

　　就像潔妮・亞克特柏格的研究一樣，白血球數量下降了。
不過，這只是暫時性的。該研究的持續時間更長，雖然白血球
數量在初次測量及五天後都是下降的，但隨後三個月卻顯著增
加了：一個月時增加一七％，兩個月增加三一％，三個月時增
加了三八％。

　　該研究的作者也和亞克特柏格一樣，主張白血球數量一開
始銳減是因為著邊與趨化這兩種過程。他還寫道，觀想未必會

影響細胞的實際數目，卻影響了細胞所做的事。因此，他也認為初期白血球數量下降並非免疫系統變弱了，反而代表免疫系統變得更有效率。

至於兩個月及三個月後白血球數量上升，則可能是白血球的數量真的增加了，或甚至可能是白血球在完成「任務」後，重新回到血液循環中。

到目前為止，研究仍沒有充分探索這樣的過程是如何發生的，而且樣本數（參與研究的人數）也相對較低。儘管如此，考慮到本書中提供的各種證據，以及將在下一章看到的研究（免疫系統隨機對照觀想實驗）結果，我相信觀想的確對免疫系統有正面的影響。

有鑑於免疫系統是我們治療身體受損和疾病的主要防禦系統，因此觀想對免疫系統的影響不該被忽視，值得廣泛應用。假如觀想可以積極改變免疫系統的功能，對於數不清的病症或許就有潛在的效益。

第9章
觀想在癌症與
其他症狀的運用

「你比你想像的更勇敢，比看起來的更強大，也比你以為的更聰明。」

——艾倫・亞歷山大・米恩（Alan Alexander Milne）
英國作家

有些研究顯示，觀想可以緩解癌症療程的劇烈副作用，也可以降低療程結束後癌症復發的風險。

例如，一九九九年發表於《英國癌症期刊》（*British Journal of Cancer*）的一份隨機對照研究，讓患者每天做引導式心像練習，觀想免疫系統如何破壞癌細胞。該研究包括九十六名乳癌婦女，她們剛被確診患有大型或局部的晚期乳腺癌，正在接受六個週期的化學療程。

為了協助她們觀想，好建立良好的心智表徵，研究人員向她們展示了介紹免疫系統如何運作的彩色漫畫，並評估她們心

像的生動程度。研究使用的主要評量標準是情緒及生活品質，在每次的化療之前評鑑一次，完成六次療程三週後再做一次評鑑。該研究也測量患者在六次療程後對化療的臨床反應。

生活品質常被用為評量標準，因為眾所周知，這是讓癌症患者活下來的一個預後因素。也就是說，從病中康復及疾病復發的可能性，都與生活品質息息相關。事實上，研究也確實顯示較高的生活品質評量，與初期乳癌患者及晚期疾病的存活率有關。

生活品質有時也與患者對化療的反應有關。例如，有一項針對晚期乳癌婦女的研究發現，生活品質不僅可以預測她們對化療的反應，也可以預測她們的存活率。對生活品質的評分越高，對化療的反應越好。同理，對化療反應不佳，往往與壓力有關。

癌症的診斷與治療，也經常會讓患者情緒抑鬱，導致臨床上出現明顯的憂鬱與焦慮。這可能會影響生活品質，從而影響存活率。

一九九九年這項觀想研究的結果顯示，觀想組的生活品質評量比沒有觀想的那一組要高很多，可見觀想或許可以提高她們的存活機會，並降低癌症復發的可能性。此外，一如前文提過的心智表徵研究，這些婦女的臨床反應與她們的觀想品質也有相關性。觀想畫面最生動逼真的婦女，對療程的臨床反應最

正面。

觀想組患者有數量更多的 T 細胞（免疫系統的關鍵組成部分），也提高了淋巴素活化殺手細胞（lymphokine-activated killer cell, LAK）的細胞毒性。細胞毒性，是免疫系統的「殺手細胞」摧毀癌細胞的能力。簡而言之，在觀想免疫系統的患者身上，免疫系統似乎運作得比沒有觀想的患者更理想。

其他研究人員也發表過觀想在癌症治療過程中對免疫系統的影響。有一項隨機對照試驗，讓八十名剛確診出大型或局部晚期乳腺癌的患者除了放鬆訓練之外，也進行免疫系統摧毀腫瘤細胞的心像練習。研究人員讓她們觀看描述這個過程的動畫，並鼓勵她們自行創作自己的觀想畫面。研究人員以一至十的評分，記錄這些婦女觀想畫面的生動程度。

這些婦女接受了化療、手術、放療，然後是賀爾蒙治療。在三十七週期間，共採集十次血液樣本，並檢測幾種免疫物質。在觀想組中，免疫活性與細胞毒性都有提高，優於沒有觀想的那一組。更精確來說，觀想組擁有數量更多的 CD25+（活化的 T 細胞）、CD56+（LAK 細胞）及 CD3+T 淋巴細胞。活化的 T 細胞可誘導腫瘤細胞死亡，也能抑制腫瘤生長。

不僅如此，心像的生動逼真程度也會影響效果，這與其他研究一致。心像生動逼真的女性，自然殺手細胞（NK 細胞）的活性在治療前、治療後及後續追蹤時都明顯較高。自然殺手

細胞是免疫系統的重要組成部分,具備天然的細胞毒性(如前所述,可以殺死癌細胞)。

事實上,這些婦女即使在第四次(最後一次)化療之後,部分的免疫系統仍然保有高出水準的細胞毒性。研究人員說:「在綜合治療期間與事後,放鬆訓練與引導式心像練習有效地改善了已知的抗癌宿主防禦能力。」

在另一項研究中,研究對象是準備接受手術的乳癌婦女,同樣採用了免疫系統摧毀癌細胞的觀想。二十八名乳癌患者分別是零期、第一期、第二期,研究結果發現,自然殺手細胞的毒性也出現了相同的提高效果。

這些婦女的觀想頻率各不相同,有人一週兩次,有人一天兩次,為期四週。在手術前及術後四週,分別檢測了自然殺手細胞的活性。一如其他研究,觀想組的自然殺手細胞活性遠高於沒有觀想的其他婦女。

由喬治華盛頓大學醫院所展開的另一項研究時間較早(一九八八年),為期整整一年。他們多檢測了好幾項免疫系統的組成部分,同樣讓受試的轉移性癌症患者觀想免疫系統消滅癌細胞。

在這一年裡,每個月都定期採集血液樣本,結果顯示自然殺手細胞活性提高、淋巴球的免疫反應變強、免疫球蛋白(在前一章,亞克特柏格的研究中有提及)增加,以及介白質素 -2

（Interleukin-2）的分泌量增加。介白質素 -2 是人體中一種天然的抗癌物質，有助於活化白血球。同樣的，觀想對免疫系統有正面且積極的影響。

心像練習的紓壓效果

有些研究證實，以令人愉快的畫面及場景所進行的放鬆式心像練習，也對癌症患者有幫助。部分原因可能是放鬆可以紓解壓力，從而讓免疫系統運作得更好。

賽普勒斯科技大學（Cyprus University of Technology）的安德烈斯・查拉蘭波斯（Andreas Charalambous）主持一項針對兩百零八名患者的隨機對照研究，嘗試以這一類的引導式心像為化療或放療的乳癌或攝護腺癌患者控管症狀群集（symptom clusters）。症狀群集是指由兩個或兩個以上同時發生且相關的症狀，在接受癌症治療的患者中是相當常見的副作用。

該研究讓大約半數的患者進行引導式心像及放鬆練習，並與沒有觀想的對照組比較。在研究開始前，研究人員詢問患者想要觀想什麼，大部分的患者都選擇輕鬆的心像，比如飄浮在雲端或一處宜人的海灘場景。

患者每週在監督下做一次心像練習，並且每天進行一次不

受監督（自己做）的心像練習，為期四週。患者完成四週的引導式心像練習與漸進式肌肉放鬆後，結果顯示心像組的疼痛程度降低，而未接受心像訓練的對照組疼痛程度上升。心像組也緩解了疲憊、焦慮、反胃、乾嘔、嘔吐、抑鬱等症狀，壓力賀爾蒙「皮質醇」的濃度也降低了。心像組的整體生活品質提升，而對照組則下降。

另一項研究包括六十五名接受化療的乳癌患者，其中三十二名患者除了化療，也接受引導式心像及放鬆訓練，其他的三十三名患者只接受化療。此外，兩組患者均接受化療的自我照護指導。

化療前會先做心像及放鬆練習，在接下來的七天則每次做二十分鐘。七天後，相較於沒有做心像與放鬆練習的那一組，有做心像及放鬆練習的患者在失眠、疼痛、焦慮、抑鬱、麻痺等典型副作用上都有明顯的緩解。

在我的工作中，也遇到許多人反映有這一類的效果。我曾在一些慈善癌症治療中心演講身心關聯及心像練習，有些癌症患者會在常規治療（化療、放療或手術）之外，前往這一類的機構接受輔助與替代療法。人們一次次地分享自己的經驗，告訴我他們如何透過觀想來減輕治療的副作用（在本書第二部，我選錄了一些真實例子）。

觀想適用於哪些症狀？

針對觀想的應用研究證實，這種心像法適用於各種病症，以下摘錄一些相關研究。

脫離機械式輔助呼吸

二〇一五年美國的一項研究，證明了引導式心像練習可以幫助患者脫離機械式輔助呼吸（脫離是指逐漸減少使用呼吸器來輔助呼吸）。在協助患者呼吸時，機械式輔助呼吸有助於組織供氧及排出二氧化碳。這是維繫生命的一種昂貴治療，截至二〇一五年（該研究論文發表時），估計每年要花費兩百七十億美元，占美國醫療總費用的一二％。

這項研究共有四十二名來自兩家醫院的患者參與，一家醫院二十一人。其中一家醫院的患者接受放鬆式的心像練習，另一家醫院的患者則是不做心像練習的對照組。

心像組的患者做了兩次心像練習，一次六十分鐘，在間隔兩天的脫離測試時進行，結果非常成功。第二次心像練習時，他們的血氧飽和濃度就比對照組好很多。心像組患者的心態也更為平和冷靜，心率與呼吸頻率都遠低於對照組。此外，心像組也比較不需要使用鎮靜劑和止痛劑來控制疼痛。

整體來說，心像組以機械輔助呼吸的需求天數平均少了

四・八八天，平均住院天數少了一・四天。如果這項研究可以反映更大的人口趨勢，減少的住院天數（天數降低六・七％）一年可以省下十八億美元的住院費用——而且療程完全免費，只需要動用到患者的心智。

慢性阻塞性肺病

香港大埔醫院的醫護人員使用引導式心像放鬆練習，來治療慢性阻塞性肺病的患者。二十六名患者參與研究，其中十三名做了引導式心像練習，其他十三名在此期間就只是休息。研究結束時，引導式心像組的血氧飽和度增加了。

氣喘

將觀想用於氣喘患者身上，會讓他們更輕鬆呼吸。在阿拉斯加的一項研究中，一共有七十名氣喘患者參與，其中一組患者進行研究人員所謂的「生物性標靶心像」（biologically tar-geted imagery）練習，也就是想像支氣管痙攣和炎症都減輕了，而另一組對照組只接受氣喘衛教的相關知識。

上述活動每次兩小時，一週兩次，持續六週，結果觀想組與衛教組的氣喘症狀都有改善，但改善幅度最大的還是觀想組。

人工膝關節置換

人工膝關節置換是美國最常進行的第三大手術。有一項研究招募了五十八名患者，其中半數每天做引導式心像練習，從術前兩週直到術後三週。

研究人員讓他們聽 CD 來引導觀想自己的膝蓋很強壯，能夠輕鬆地支撐自己的體重。接著，引導患者觀想自己在走路、疼痛降低，以及想像藥物發揮了作用。此外，還使用肯定語來幫助患者保持積極、正向的心態，激勵他們進行物理治療，並對自己的康復充滿信心。

在術後三週及術後六個月分別做了一次測試，相較於沒有做心像練習的對照組，心像組患者的步行速度、疼痛評分及壓力賀爾蒙的濃度都有所改善。

骨關節炎

二○○六年，美國普渡大學（Purdue University）護理學系的一項研究顯示，引導式心像對罹患骨關節炎的年長婦女有好處。參與研究的二十八名女性隨機分為兩組，一組採行十二週的引導式心像，另一組則是對照組。結果發現，比起對照組的婦女，心像組婦女的生活品質明顯提高。

間質性膀胱炎

　　二○○八年，美國密西根州羅雅奧克（Royal Oak）的威廉·博蒙特醫院（William Beaumont Hospital）做過一項研究，將引導式心像用於間質性膀胱炎的治療。連續八週，十五名婦女每天做兩次心像練習來集中治療膀胱、放鬆骨盆底肌，以及安撫與間質性膀胱炎相關的神經，每次二十五分鐘；而對照組的婦女在此段期間就只是休息。結果顯示，比起對照組，心像組患者的症狀與疼痛都明顯減輕。

摘除膽囊後的傷口癒合

　　引導式心像也對傷口癒合有影響。二○○七年，美國的東南路易斯安那大學護理學院（Southeastern Louisiana University School of Nursing）在一項引導式心像的研究中，招募了二十四名摘除膽囊的患者，研究結果證實，觀想不但減輕了焦慮及壓力賀爾蒙的濃度，也大幅減少了手術傷口紅斑（通常與感染或發炎有關的傷口周圍紅腫）。事實上，引導式心像還可以加速手術傷口癒合。

我吃夠了，簡單的觀想瘦身法

有朋友告訴我，她的減重策略之一是飯前喝水。她說，水會稍微壓抑她的食欲，於是她就會少吃一點。美國卡內基梅隆大學的研究人員，發現了一個減肥的新方法——以觀想來影響食欲。

他們讓五十一名受試者想像自己食用三份或三十份的某種食物，這次使用的食物是 M&M 巧克力豆。一組志願者除了想像他們吃了三顆巧克力豆，還要想像將三十枚硬幣投進投幣式洗衣機裡。另一組志願者則相反：他們想像自己吃了三十顆巧克力豆，但只把三枚硬幣投進自助洗衣機裡。第三組志願者只想像往自助洗衣機投了三十枚硬幣。

你或許會納悶，為何要想像把硬幣投入自助洗衣機裡。答案是：投幣使用的肌肉，與將食物送進嘴裡使用的肌肉差不多，而且重點在於，志願者觀想中的手部動作次數要一樣。

接著在做完轉移注意力的活動後，研究人員讓志願者從碗裡拿巧克力豆來吃，並告知他們這是「試吃」。但其實不是，這是為了暗中記錄他們吃了多少巧克力豆的實驗設計。令人驚訝的是，研究人員發現，先前觀想自己吃下最多巧克力豆（三十顆）的人，實際吃的數量比另外兩組要少很多。

該研究的結論是，在想像中吃下巧克力豆會抑制他們的食

欲，彷彿他們剛才真的吃進了那麼多顆的 M&M 巧克力豆。就像大腦在說：「好了啦，我已經吃夠 M&M 巧克力了。我飽了。」即使他什麼也沒吃。

研究人員又用小塊乳酪做了一個類似的實驗，結果出現同樣的現象。不過，想像吃巧克力豆只會降低志願者對巧克力豆的胃口，並沒有破壞他們對小塊乳酪的食欲，反之亦然。這種現象稱為習慣化（habituation）。當我們大啖某種食物到某個程度後，對該種食物的胃口便會下降，否則我們會吃到停不下來。然而，這未必會降低我們對其他食物的胃口。我們都知道，即使剛用完餐，你仍然有胃口再吃一碗布丁。但重點是，僅僅是想像吃東西，似乎也可以誘發習慣化而降低食欲。

正如我們先前提到的，對大腦來說，現實與想像之間只有一線之隔。就卡內基梅隆大學的研究來說，主持研究計畫的心理學家凱里‧莫雷奇（Carey Morewedge）說：「想像與體驗之間的差異，可能比過去認為的更小。」

看來，如果一個人真的想像了進食的整個過程，也就是反覆咀嚼和吞嚥食物，大腦就會產生與實際進食的類似效果。或許在進食之前，你可以想像自己一口接一口地吃完一餐，然後你會發現回到現實世界後，你就不會想吃那麼多東西，於是，瘦身就成了觀想一個自然而然的附加作用。

不過，這種研究仍處於起步階段，目前並沒有研究數據表

明，在想像中進食是否會影響身體的其他系統（例如血糖），或甚至會不會因為食量下降太多而導致身體缺乏需要的營養。但有趣的是，我們又一次看到大腦對於區別現實與想像顯然不太在行，不管是動作、免疫功能或甚至吃東西都是如此。這種現象可能相當普遍，日後的深入研究將會揭露更多真相。

觀想讓藥效變得更強大

除了前面提到的觀想免疫系統、觀想身體正在修復，或是觀想病痛正在往康復那端前進之外，還有很多正在服藥的人會觀想藥物發揮效果：從化療藥物到止痛藥，甚至是抗生素。

有些人有自己一套吃藥的小儀式，並從中得到了很多好處。他們認為，這總好過囫圇吞棗地把藥丸扔進嘴裡，再用開水送服，然後再繼續忙自己的事。例如，有的人會選在冥想前或冥想時吃藥，或是在「用藥儀式」時說一小段祈禱詞。

不少接受癌症治療的人告訴我，他們會把化療藥物想像成小精靈或食人魚，讓它們去吃掉癌細胞或腫瘤；接著，又想像癌細胞或腫瘤因此越縮越小，終至消失。接受放療的人也會做類似的事：想像放射線像一道道閃電一樣，逐漸燒掉癌細胞或腫瘤。服用抗生素的人，則是把抗生素想像成一台清除感染的

小小吸塵器。

我們已經明白心智是如何選擇性地影響身體，從安慰劑效應到觀想不同的身體部位，甚至是改變特定的免疫功能，而成功的關鍵在於，觀想畫面要盡可能清楚且明確。

針對疾病的觀想，可能與復健及提升運動表現不太一樣，主要原因在於對疾病來說，比起正確的生理學觀想，觀想者自己覺得合適的觀想畫面似乎更重要。只要感覺對了（亦即觀想者覺得合理、有意義），使用象徵符號的效果跟精確的畫面一樣好。也就是說，只要你喜歡，可以把免疫細胞想成是小精靈或食人魚，效果媲美用它的實際樣子來觀想。但前提是，那個觀想畫面對你是有意義的，並且能夠表現出你的意圖。

心像畫面越生動，越容易成真

前面提到的那些癌症研究中，有一些評估心像的生動及逼真程度對觀想效果的影響，結果發現心像越逼真，觀想的效果越好；對於提高運動表現的觀想也是如此。心智表徵清晰生動的研究案例中，觀想的成效似乎都比較強。如前所述，心智表徵的清晰程度也會影響治療的成敗，甚至影響我們是否能真正放鬆。

在二○○六年的一項研究中，日本京都大學健康增進行動學系（Department of Health Promotion and Human Behaviour）的科學家招募了一百四十八名志願者，讓他們接受兩次引導式心像放鬆練習，然後測量他們的壓力賀爾蒙（唾液皮質醇）濃度和情緒狀態。

首先，研究發現唾液皮質醇的濃度在第一次及第二次心像練習後大幅下降。研究團隊寫道：「造成精神壓力的不愉快訊息，在本研究中被宜人的畫面所取代，結果影響了唾液皮質醇的濃度。」其次，心像畫面生動逼真的人，其唾液皮質醇的濃度下降幅度最大。

有時，放鬆的觀想練習可能比鎖定目標的觀想更有效，但無論如何，畫面明確、清晰都會更有助益。至於該選擇哪一種觀想，其實要視情況而定，也因人而異。例如，你更喜歡的是放鬆的觀想或分散注意力的觀想，甚至還要看你對於積極型的觀想是覺得開心或是覺得有壓力。

在一項把引導式心像用於治療纖維肌痛的研究中，我們可以看出這種差別。二○○二年，挪威科技大學的科學家在《精神醫學研究期刊》（Journal of Psychiatric Research）發表了一篇研究報告，針對「令人愉悅的心像」（以宜人的畫面來分散患者對疼痛的注意力）和「注意力心像」（觀想「內在疼痛控制系統正在活躍運作」）做了一番比較。

　　一共有五十五名女性參與研究，研究人員在四週的時間裡每天監測她們的疼痛程度。「令人愉悅的心像」組患者，她們的疼痛程度緩解了不少，但「注意力心像」組則否。

＊　＊　＊　＊

　　毫無疑問的，觀想具有生理上的效應。它有選擇地影響免疫系統，並已被證實包括對癌症在內的許多疾病有幫助。本書前幾章也提到，將注意力放在某個身體部位時，不但會影響該部位，也會影響連結到該部位的大腦區域。

　　如果你不擅長觀想，也不必擔心。對有些人來說，觀想的逼真程度，更多的是跟意念或意圖有關，不見得要從心靈之眼去看見某個畫面。理解免疫系統的運作機制，直截了當地要求它為你效勞（甚至有的人是直接要求它替自己工作），而沒有刻意去觀想某個畫面，效果可能跟從心靈之眼看見心像畫面一樣好。

　　無論如何，觀想會越練越上手，也越容易進入狀況。這是我的經驗之談。觀想時用到的腦區會隨著你的練習而擴展，讓你的觀想能力越來越進步，這跟提高運動表現是一樣的道理。很少有人第一次跑步就能跑完十公里，大多數的人可能連一條街都跑不完。然而，只要勤於訓練，經常練習短距離跑步，不用多久，一個普通人也能跑完十公里。學習觀想，也是一樣的

道理。

　那麼，觀想只能透過影響免疫系統來發揮作用嗎？在前文中，確實有很多研究是讓受試者觀想免疫系統，或甚至想像免疫系統正在摧毀癌細胞。但還有其他研究，是讓受試者觀想肌肉的動作或緩解症狀，甚至是修復某個身體系統。此外，不管你是否相信觀想，都有可能引發安慰劑效應或反安慰劑效應。

　由此可見，觀想的運作方式不一，要看你使用的是哪一種觀想。在下一章中，我們會扼要地探討讓觀想奏效的幾個方式。

第 10 章
觀想的運作方式

「我總是想弄明白事物是如何運作的。如果我是阿拉丁，一旦我實現了一兩個願望之後，絕對會把那盞老油燈拆開，看看能否做出另一盞更棒的油燈。」

——沃爾特・克萊斯勒（Walter P. Chrysler）

克萊斯勒汽車創辦人

到目前為止，我們對觀想的一些效應已經有了不少認識，但觀想的好處卻不只如此。在我看來，觀想要奏效有好幾條不同的「路徑」，現在我們就來看看其中的六種：

一、觀想會影響免疫系統

二、通過神經系統（大腦的神經可塑性）直接影響

三、通過神經肽直接作用

四、相信自己握有力量，不是毫無希望

五、正向信念（由安慰劑「機制」促成）的影響力

六、專注的意志力

觀想的六條路徑

對任何人來說，這六條路徑都可能同時運作，或是以其中一、兩條為主。以下簡單解釋每一種路徑的運作方式：

一、觀想會影響免疫系統

正如我之前說明的，觀想似乎會選擇性（或針對性）地影響免疫系統。如果我們觀想免疫細胞增生，或觀想免疫系統正在摧毀入侵的病原體或癌細胞，往往可以提升免疫功能。因此，觀想免疫系統或許有助於許多疾病的治療及康復。

此外，無論是否鎖定免疫系統來觀想，假如觀想結果對健康有正面影響，原因或許是觀想以直接或間接的方式刺激到免疫系統。

二、通過神經系統直接影響

反覆觀想某件事物時，大腦會因為神經可塑性而出現實質變化。中風復健或提高運動表現的觀想，身體也會出現實質的變化，尤其是注意力集中的部位，但與這些身體變化有關的其

他系統也會跟著改變。

實際上，持續專注觀想會產生累積的效應，就像肌肉越鍛鍊越強壯一樣。觀想很可能會讓更多血液流向我們所專注的部位，將營養、生長因子及免疫細胞送到需要之處。

三、通過神經肽直接作用

就像承受壓力時會分泌壓力賀爾蒙「皮質醇」，處於某些心智及情緒狀態，也會分泌不同的賀爾蒙或神經肽。神經肽會參與身體及大腦神經系統的作用，因此得名，是一種內源性的活性物質（肽是由必需胺基酸結合而成的天然物質，類似小蛋白質或賀爾蒙）。

例如，感受到愛、善良、關愛、同情與溫馨會分泌催產素，這種神經肽不僅作用於腦部，也會對身體產生影響。催產素受體分布在全身多個部位，包括心臟和動脈。藉由與催產素受體的結合，催產素會影響動脈、降低血壓，並促進傷口癒合。催產素也會影響腸道，參與消化功能。

抱持著溫暖、積極、連結感等正向情緒觀想的人，可能就會誘發大腦分泌催產素，從而對身體各系統產生有益的影響。其他心智及情緒狀態誘發出來的神經肽，也可能會為身體帶來其他特定的正面效益。

四、相信自己握有力量，不是毫無希望

生病或受傷時，非常容易感到絕望，尤其是病痛或傷勢耗弱了身體與情緒時。我經常聽到有人說，理解身心的緊密關係讓他們產生一種凡事操之在我的感覺，覺得自己有能力運用心智的力量來重拾健康。

或許就是這種力量感，帶來了目前仍然不明的療癒效應。最起碼，它可以減輕壓力，催生出希望。不僅如此，減輕壓力也能讓免疫系統運作得更順暢。

五、正向信念的影響力

前文提過，預期心理和信念會直接反映在生理上。儘管安慰劑效應有時被認為只對疾病的症狀有影響，但研究顯示，期望或信念的效應比我們以前知道的更廣泛。

信念會在大腦和全身引發化學變化，受影響的身體系統遠遠超出我們以往的認知。這些效應可能有部分會直接對病情產生影響，加快邁向健康的速度。

對更高力量的信仰或許也會產生這樣的效應，或是讓人們能夠保持平靜、接受事實，從而減輕壓力，以某種方式提升免疫系統。

六、專注的意志力

絕對不能低估任何一個人的求生意志。求生意志是一種活下去的決心，常見的特性是永遠抱持希望，對未來充滿了正向的期待。

求生意志會在很多方面影響一個人，而不只是心理狀態。求生意志可以減少壓力及恐懼，也可以激勵一個人做出必要（有時是微妙的）且重大的改變，是重拾健康的必要條件。觀想可以讓我們更關注健康，影響我們求生存的意志力。

整體而言，所有這些路徑的共通點是「重複性」：我相信反覆觀想的過程會完善大腦迴路。換句話說，重複性的經驗會改變大腦的結構，這就是神經可塑性。既然大腦在某種程度上無法區分現實與想像，因此我相信反覆的觀想會讓大腦重新布線，「編寫」出身心安康的畫面。隨著時間推移，與這個畫面串連的大腦迴路或許會成為優勢迴路，壓倒與目前病症相關的大腦迴路。

到時候，可能會出現某種轉捩點，身體內在的生物化學開始趨向健康的狀態，然後身體真的逐漸健康了起來。這只是我的一個假設，我認為觀想的某些效益可能就是這樣來的。有朝一日，或許這個假設會得到科學研究的確認、擴充、完善，也有可能會被判斷為錯誤。

自然康復

還有一個我沒有納入上面清單的治療因素,因為這不是刻意為之的結果,而單純是病人自然而然地好起來。

這可能是生病或傷勢一個自然發展的過程,或是患者天生的體質或基因所致。也可能是因為改變了飲食習慣或生活環境——當一個人改變飲食或環境後,可能會無意中移除了危害健康的壓力或毒素,進而恢復健康。

如果觀想無效呢?

有時觀想似乎對人有幫助,有時卻沒有效果。假如觀想無濟於事,未必表示觀想沒有作用:或許是還有其他導致病症的因素正在發揮更大的影響。

我們可以把觀想看成類似改變飲食、壓力、運動習慣或其他生活習慣(例如抽菸或飲酒)一類的正向因素。大多數情況下,正向改變多少都會有正面的效益,但有時效益並不明顯或微不足道。

假如你的觀想似乎沒有效果,不用覺得心灰意冷。請記住,觀想不是醫囑的替代品,而是醫囑的輔助。

　　有很多人告訴我，當他們觀想化療藥物像食人魚一樣吃掉
癌細胞或腫瘤時，化療的副作用會變少。我們先前也提過，隨
機對照試驗顯示，觀想可以減少藥物的副作用。有時，觀想的
主要作用可能只是降低傷害，或是提供精神或情緒上的慰藉。

　　我相信心智的潛能，也相信它總會辦法發揮其效用，即使
我們沒有注意到。有時，與其拚命觀想，不如更好地利用心智
來減壓，卸下心頭的情緒重擔，這就是接下來在下一章要探討
的主題。

第 11 章

不想生病，減壓很重要

「不沉溺於過去，不幻想未來，心安住於當下。」

——佛陀

　　我覺得用一整章的篇幅來討論壓力非常重要，因為壓力對健康有非常大的危害。

　　壓力與數量可觀的病症都有相關性。例如，與長期壓力有關的狀態，包括焦慮、抑鬱、睡眠障礙、高血壓、心臟病、中風、癌症、潰瘍、感冒和流感、類風濕性關節炎、肥胖，或甚至是老化速度。壓力也會抑制免疫系統，導致對抗感染的能力下降。

　　以上是二〇〇四年一項統合分析得出的結論，總計檢視了兩百九十三項探討壓力和免疫系統相關性的科學研究。結果表明，壓力會削弱免疫系統。因此，如果我們能夠減輕生活中的壓力，當然就能活得更健康。此外，研究也顯示，減少壓力也能更快從病痛中康復過來。

在二〇〇三年的一項研究中，紐西蘭奧克蘭大學（University of Auckland）的科學家招募了三十六名接受過手術的患者，研究壓力對癒合速度的影響。研究人員採集手術後的傷口體液樣本，發現體液的化學成分會因為病人手術前的情緒是否緊張而不同。心情緊張的患者，體液中用於癒合傷口的必要物質就比較少。

壓力甚至會影響藥物的療效。二〇〇一年，加州大學洛杉磯分校愛滋病研究中心在《美國國家科學院院刊》發表了一篇研究報告，指出壓力不僅讓 HIV（人類免疫缺乏病毒）在患者體內擴散得更快，也會讓治療用的抗反轉錄病毒藥物（antiretroviral drugs）無法完整發揮作用。

科學家測量了十三名 HIV 陽性男性的病毒量及 CD4 細胞[*]數量，這些受試者都不曾使用過綜合抗反轉錄病毒藥物（即俗稱的雞尾酒療法）。科學家還測量了他們的血壓、皮膚濕度及靜止心率，然後給予十三名患者強效的抗反轉錄病毒藥物。在接下來的三至十一個月裡，科學家分別測量這些患者的 HIV 病毒量及 CD4 細胞數量，並與服藥前的數值逐一比較。結果相當驚人。

---

[*] 編按：CD4 細胞是帶有 CD4 受體的 T 細胞（淋巴球的一種），可以協助身體對抗外來病原、清除被病原感染的人體細胞。愛滋病毒會專門攻擊 CD4 細胞，導致免疫力大幅下降。

　　科學家發現，患者的壓力越高，對抗反轉錄病毒藥物的反應就越差。壓力低的男患者在用藥後，病毒量平均減少了四十多倍，而壓力最高的患者卻不到十倍。心情平靜的患者用藥後的療效，是那些壓力值最大的患者的四倍。科學家們寫道：「我們的發現顯示，神經系統可以直接影響病毒複製。」

　　二〇〇三年，同一群科學家在《生物精神醫學》（*Biological Psychiatry*）發表了另一篇研究報告，這次是針對五十四名HIV陽性男性、為期十八個月的研究。科學家檢測受試者的「壓力性格」（stress personality），也就是他們對壓力事件的回應方式，結果發現「壓力反應高的害羞人士，HIV的病毒量較高」。研究顯示，高壓力的害羞者使用了原本應該降低病毒量的藥物後，病毒複製的速度比其他患者快了十至一百倍。

　　面對壓力時，有的人會跟別人談談自己的感受、抒發一下情緒，解釋自己遇到的挑戰。這樣做的確可以幫助他們解決問題，因為這表示他們有傾訴的對象，而坦承自己的狀態就像打開閘門一樣，把壓抑的情緒釋放出來，正如俗諺說的「有人分擔，問題解決了一半」。相反的，有些人會壓抑自己的情緒，害怕把自己真實的一面展現出來，以免別人覺得自己不夠好，或是擔心別人的反應（例如招致批評或指責）。

　　許多研究發現，壓抑負面情緒與生病有相關性。在我的第一本著作《關鍵在想法》（暫譯，*It's the Thought That Counts*）

中，提到了幾項與癌症有關的研究，其中有一項研究發現具有
「非語言溝通第三型」（Non-verbal Type C）人格的人，腫瘤
發展得最大。這種人格類型的人「合群、沒主見、不自信、習
慣壓抑負面情緒」，而根據上文愛滋病毒研究的結果，則發現
高壓力反應的害羞者 HIV 病毒量較高，兩者的結論非常類似。

　　這些研究告訴我們，把問題說出來是有正面效益的；相反
的，一味地把憂慮及痛苦情緒悶在心裡，不僅於事無補，積壓
在心底的負面情緒還會像氣球一樣日漸脹大。一旦氣球變大，
疾病的症狀便可能在全身表現出來。我們需要找到一個放氣的
閥門，定期地讓壓力氣球釋出一些氣體。

紓解壓力利人利己

　　有些研究顯示，僅僅是簡單地把感受寫出來，就能釋放壓
力氣球的氣體。

　　一九八〇年代，德州大學的心理學家詹姆斯・佩內貝克
（James Pennebaker）讓自己班上的半數學生連續四天，每天
抽出十五分鐘寫下他們對創傷經驗的深刻想法和感受；而讓另
一半的學生寫日常瑣事。學年結束時，他比較兩組學生的情
況，發現深刻書寫生活經歷的學生更健康。

　　一九九五年，有一篇發表於《諮商與臨床心理學期刊》（*Journal of Consulting and Clinical Psychology*）的類似研究報告，兩組醫學院學生每天分別書寫創傷經驗或日常瑣事，連續四天。然後，他們在第五天接種了 B 型肝炎疫苗，並在四個月後及六個月後採檢了兩次血液樣本，結果顯示書寫創傷經驗的那一組，B 型肝炎抗體的濃度遠高於寫日常瑣事的那一組。

　　二○○四年發表於《身心醫學》期刊的一項研究報告指出，即使是 HIV 患者，以文字來發洩情緒也能改善健康情形。一共有三十七名愛滋病患者參與了這項研究，其中大約一半的患者連續四天、每天寫作三十分鐘，結果顯示這些人體內的 HIV 病毒量明顯降低，而 CD4 細胞的數量則較高。

　　二○○七年，美國俄亥俄州立大學的科學家在《大腦、行為和免疫》（*Brain, Behaviour and Immunity*）期刊上發表了一篇論文，證實以減壓為目標的情緒支持療法改善了癌症患者的健康狀態。兩百二十七名參與研究的乳癌患者隨機分成紓壓組及對照組，一年研究期間結束時，研究人員分別檢驗兩組的心臟、肝臟、腎臟、免疫系統及情緒健康，結果顯示紓壓組的婦女比另一組更健康。

　　就像本章前面提到的研究一樣，這四項研究也表明，談論及抒發我們的憂慮和壓力可以改善健康。當我們與他人分享心裡的感受時，也給了對方伸出援手的機會，而被需要的感覺，

則是身為物種之一的人類與生俱來的深層渴望。因此，抒發心情不只對自己的健康有益，也對別人有好處。

冥想減壓的健康效益

除了找人談談，另一個眾所周知的減壓方式是冥想。透過規律的練習，冥想對於紓解壓力有非常驚人的效果。規律的冥想能讓心智平靜下來，面對生活的挑戰就簡單多了。

這是我剛接觸冥想時，注意到的現象之一。當時有些煩心事讓我覺得壓力很大，幸好冥想減輕了壓力對我的影響。大多數的冥想技巧都放在呼吸上，因此我所要做的，就是刻意地帶著覺知去呼吸，以便在心煩意亂的情緒下誘發一種放鬆狀態。

因此，每當遇到會帶給我壓力的挑戰時，我都會深呼吸，全神貫注在那一口氣上面，然後再繼續深呼吸幾次。這樣做，會改變我對事情的看法。我不再不假思索地反應，能夠更謹言慎行，也更能掌控局面。

這是我的個人經驗，但也是千千萬萬個每天冥想者的共同經驗。如果你有心練習冥想又不曉得從何下手，可以報名優質的課程或閱讀相關書籍，或只是花十分鐘坐著觀照呼吸。畢竟，最簡單的冥想方式就是單純注意自己正在呼吸的事實。因

此，你可以傾聽自己的呼吸聲，感覺氣息進出你的鼻孔。這是很簡單的冥想技巧，效果卻很好。

冥想的力量如今已被證實，也經常在臨床上用於治療容易因壓力而惡化的各種病痛。許多針對冥想的研究都以正念減壓（mindfulness-based stress reduction, MBSR）為主，而正念是奠基於佛教的一種靜坐技巧，也就是靜靜坐著觀照呼吸與生起的任何念頭。念頭一生起，就讓它瓦解消融。正念減壓也時常結合溫和的瑜伽一起練習。

一項二〇〇七年的研究，觀察正念減壓對早期乳癌與攝護腺癌患者健康狀況的影響。研究對象包括四十九名乳癌患者及十位攝護腺癌患者。在研究開始前、六個月後及十二個月後，研究人員分別測量了所有受試者的情緒、壓力症狀、壓力賀爾蒙「皮質醇」濃度、免疫細胞數量、血壓及心率。結果發現，受試者的壓力症狀有很大的改善、血壓降低、皮質醇濃度下降，以及免疫細胞的數量增加。

二〇〇七年，美國湯瑪士・傑佛遜大學（Thomas Jefferson University）急診醫學系的一項研究證實，正念減壓可以用於控制第二型糖尿病患者的血糖濃度。相較於沒有練習正念減壓的糖尿病患者，練習者的糖化血色素濃度下降（HbA1c，平均降低〇・四八％）、血壓降低，同時焦慮、抑鬱及心理困擾等負面心理狀態也比較少。

對身體健康的人來說，冥想也有正面影響。在二〇〇七年的一項研究中，杜克大學醫學中心的科學家招募兩百名健康的成年人，讓他們分組上了四堂一小時的簡單咒語冥想，然後在研究期間每天冥想兩次，每次十五至二十分鐘。研究結果表明，受試者的情緒有明顯改善，壓力與焦慮也減少了。科學家還發現，練習得越頻繁，效果越好。總之，勤於冥想總比少冥想或根本不冥想要好得多。

哈佛大學在二〇〇八年做過一項非常厲害的研究，證實冥想會從基因層次徹底影響我們，揭示了冥想對健康的影響為何如此強大。在該研究中，二十名志願者接受了為期八週的各種放鬆反應（Relaxation Response）技巧的訓練。放鬆反應是指對冥想、瑜伽、反覆祈禱、太極拳、氣功、呼吸練習與引導式心像等放鬆技巧的生理反應。

以志願者血液進行基因分析的結果顯示，有一千五百六十一個基因在練習後的基因表現模式改變了（開啟或關閉）。長期練習這些技巧的人，有兩千兩百零九個基因受到不同的影響。具體來說，經過八週的訓練後，有八百七十四個基因上調（正向調控）、六百八十七個基因下調（負向調控）。基因開啟或關閉的整體調控，在壓力或甚至老化方面都為身體帶來了正向的轉變。

因此，只需要少少幾次的練習，冥想就能讓我們受益。以

上研究還證實，健康效益甚至可以到達基因層次，而且我們會發現，冥想對精神狀態的正面影響幾乎是立竿見影。

二○○二年，梵天庫馬里斯世界心靈大學（Brahma Kumaris World Spiritual University）邀請我前往印度的拉賈斯坦（Rajasthan）山區，參加一週的冥想僻靜。每天的作息通常是清晨六點左右冥想四十五分鐘，隨後半小時是靜默行走。早餐後，參與者要上幾堂課。午後有一些自由時間，再來是四十五分鐘的冥想，晚餐後又是冥想時間。

從印度回來後，我察覺自己的心從來沒有這麼平靜過，也注意到腦袋裡那些喧鬧的念頭也消失得無影無蹤了。那是一種很奇特又美妙的感覺，心似乎被清空了，不管是身體、心智、情緒、精神的狀態都非常好。此時的我充滿了動力，感覺有能力改變固有的生活方式，重新建立可長可久的新習慣。這種極度平靜的心靈狀態駐留了大約一個月，然後日常的那些念頭才逐漸回歸，不過我從未停下改變生活方式的腳步。

給生活在現實世界的我們

我們都知道世事無常。雖然我們往往控制不了會發生什麼事，但我們絕對可以掌控自己的回應方式，也擁有選擇個人心

態的自由。

　　壓力是潛行者，會悄悄逼近我們。我曾經在企業界服務，每天總有「必須」完成的事。但我真的「必須」使命必達嗎？假如我沒做到，世界會因此毀滅嗎？有時我們得停止忙碌的習慣，問問自己哪個更重要：是工作重要？還是健康重要？為一份工作賠上健康或甚至付出生命，值得嗎？

　　有時，只有等到壓力危害了健康，我們才會心生警惕地回過頭去省視，然後赫然醒悟我們還有其他路可走，擁有選擇如何處理事情的自由。許多人在心臟病發或中風後，會重新權衡人生的優先事項，並採取截然不同的態度：「沒有什麼比我的健康更重要。」

　　我們可以學會如何處理壓力。關鍵就在於，改變我們對「什麼事才重要」的認知，然後調整優先順序。此外，正如我們在這一章中所看到的，傾訴憂慮與煩惱是個解除壓力的好方法，靜心冥想、保持正面心態也會有幫助。

　　我們也應該意識到，造成壓力的不是紛至沓來的事情，而是我們面對它們的態度。認清壓力來自我們看待事情的方式，會讓我們更能掌控事情或自己。畢竟，有時候鳥事就是會發生！至於會受到什麼影響，完全操之在我！

　　換個角度看事情，每個人都有這種能力。一旦我們調整好優先順序（這是心智要做的事），立刻就能減輕壓力。

　　減輕生活壓力後，就有餘裕開始我們的療癒之旅。有時候，我們真正要做的自我療癒只有一件事——掃除障礙，讓療癒自然發生；確切來說，就是清除內心那些帶著壓力的念頭。當我們藉由觀想來幫助療癒時，也是壓力越小效果越好。

　　下一章，我們要學的是幾種最佳的觀想方法。

第12章
觀想的應用方法

「想像力就是一切，我們可以從中預見未來。」

——愛因斯坦

　　觀想有好幾種不同的應用方法，有些前面已經提過了。我們可以觀想身體某些部位的活動，可以觀想令人愉悅的場景來幫自己放鬆，也可以觀想免疫系統發揮它正常的運作功能，或是觀想藥物發揮它該有的藥效，或單純地想像身上的病痛康復了。使用觀想的訣竅是想像你渴望它發生的事，或想像你希望發生的事正在實現。

　　例如，先前我們提到的一些研究中，有人觀想的是免疫系統正在摧毀癌細胞；也有人想像某顆（或數顆）腫瘤萎縮，直至消失不見。實際上，他們全都在觀想病痛走向康復的過程。

　　觀想要有效，必須持之以恆。有人每天觀想，有人一天兩次，有人是一週觀想數次。比起計較每次觀想的時間有多長，持之以恆更加重要。

前面曾經提過，觀想時不必然要用心靈之眼去看高解析的想像場景。有些人因為無法像別人一樣觀想到那麼刻畫入微的細節，就打消了練習觀想的念頭，這完全沒有必要。我喜歡用想像二字來取代觀想，以淡化「視覺」意味。每個人都可以用各自的方式去想像。比起用心靈之眼去看或是看得有多清楚，更重要的還是明確的意圖。明確的意圖可以幫助觀想或想像的過程。

想像時，你甚至可以把細胞、器官、免疫系統的組成部分或任何身體部位擬人化，賦予一個具備人格的角色。你還可以想像自己參與療程，彷彿你化身為一個迷你版的自己──就像電影《王牌大賤諜》（Austin Powers）的迷你我（Mini-Me）*。

你不需要知道某個東西的確切樣子，但有點概念的話，對你的觀想會有幫助。不過，不用刻意追求到寫實的精確地步，反倒是觀想畫面清晰易懂更為重要。

觀想前，可以先在紙上勾勒出要想像的畫面，對於你將要觀想些什麼有個清楚的認知。

---

* 譯註：迷你我是電影《王牌大賤諜》中的一個角色，是邪惡博士的矮小跟班，外型與博士一模一樣。

七種不同的觀想法

多年下來，很多人都跟我分享過他們的觀想方式，歸納後我發現大致可以分為七種不同的觀想法。當然，你能做的觀想絕對不只這些，以下我所列出的方法只是提供給讀者參考，或許能夠幫助你建立自己的觀想方式。

為了方便說明，每一種觀想法都會分享一個簡短的例子。不過你將會看到，雖然我把這些觀想方式分門別類，但很多觀想方式都會跨越兩種或更多種的類別。

一、積極改變

凡是你積極改變某件事物所做的觀想，都屬於此類。這是非常廣泛的分類策略，更像是把所有無法歸類的觀想方式「一網打盡」地放在一起。

積極改變的一個觀想例子，是想像癌細胞或腫瘤縮小。在你的心靈之眼中，看著腫瘤的形狀快速改變，變得越來越小，最後完全消失。

對於癌症的觀想，有人把免疫系統當成主角，有人把藥物想像成食人魚去吃掉癌細胞或腫瘤，有人想像腫瘤像冰塊一樣融化；也有人想像用砂紙將腫瘤磨成粉，再將粉塵收集起來，丟棄到體外。以上這些觀想，都在積極地改變這種疾病的性質。

對付發炎症狀時，也有人使用類似的策略。例如，關節炎患者用觀想來緩解發炎時，會想像在關節上塗抹潤滑油，接著關節就可以活動自如。

二、潔淨和擦亮

這種類型的觀想是想像自己在潔淨或擦亮某物。例如，有一名罹患慢性腎疾、腎功能明顯受損的婦女告訴我，她會想像自己正在清潔腎臟細胞，從而改善腎功能。她不清楚生病的腎臟細胞長什麼樣子，只想像這些細胞灰撲撲的、表面皺皺的。

每天，她都會花時間潔淨生病的細胞，並想像細胞恢復成健康、粉紅色的圓胖樣子。等她把一顆顆的細胞清理好後，她會輕柔地親吻與擁抱這些細胞，說她感恩它們的表現這麼棒，讓她能夠保持健康。大約過了一年，當我跟她見面時，她說醫生剛證實，她的腎功能已經恢復正常了。

也有人把這種觀想策略用在動脈上，例如有人想像使用蒸汽清潔機清洗血管壁，並將髒汙裝進垃圾袋後帶出體外丟掉。

還有人把「潔淨和擦亮」這種觀想法用於治療感染。例如，他們可能會把感染病毒想像成撒在患部的胡椒粉，接著想像用吸塵器來清潔乾淨，甚至還想像吸塵器發出咔啦咔啦聲（吸到地毯上的碎屑時會發出的那種聲音）。

曾經有一名女性告訴我，她曾在觀想時，想像自己在潔淨

並擦亮眼睛的水晶體，還替眼部肌肉按摩，結果她的視力真的明顯改善了。

三、介入／干預

使用這種觀想方法的人，通常對自己要觀想的生理過程有一些理解。例如，患有過敏症或有自體免疫疾病的人有時就會採用這種策略。

自體免疫疾病的共通特性是免疫系統會攻擊身體的某個部位，原因可能是把那個部位當成體內的異物。類風濕性關節炎、紅斑性狼瘡、第一型糖尿病、多發性硬化症及重症肌無力，都是自體免疫疾病的例子。

因此，有人會觀想自己插手干預了這個過程，改變將要發生的事。例如，他們會想像免疫系統鳴金收兵，甚至與患部友善地交了朋友。在本書第二部的「疾病與觀想法總整理」中，你可以看到自體免疫疾病的觀想例子。

有過敏症的人也採取類似的手段，想像免疫系統降低對過敏原的敏感反應。同樣的，你也可以在本書第二部的「疾病與觀想法總整理」中找到過敏症的觀想例子。

四、對你的細胞說話

做這種觀想的人，會想像自己與傷處或患部的細胞對話。

例如，他們可能會問細胞需要什麼，或者是否需要改變哪些生活習慣（比如飲食或作息），或是否禁食哪些食物或避開哪些人。這種觀想法通常會結合冥想一起做，必須先進入放鬆狀態，接著才開始對話。

五、象徵性的改變

　　這是把想要觀想的對象設定一個象徵性的版本。做這種觀想的人通常不是身體出問題，所以沒有具體的東西可以想像。

　　多年前我遇到一名有嚴重憂鬱症的男子，當他決定嘗試觀想時，卻不曉得應該觀想什麼。他說自己就像個支離破碎的人，生活完全崩毀了。他原本是個成功的專業人士，婚姻幸福，有一棟舒適的房子。如今他離了婚，獨自住在一間小公寓裡，待業中，前途渺茫，每天都要吃抗憂鬱藥才能過下去。他的人生以及他對自己的感覺，都活成了過去的一個模糊的影子。

　　他決定觀想從破碎回復到完整的過程，並決定用摔碎的鏡子來象徵破碎。在他的想像中，他清掃了鏡子的碎片，把它們倒進一個鍋子裡。然後他在鍋子底下燃起柴火，將玻璃碎片熔化為液狀，看起來就像水銀一樣。

　　接著，他想像自己將液狀的水銀灌注在新模子裡，然後吹氣讓水銀冷卻，於是一面完整的鏡子就形成了。在這個觀想過程中，他把自己的破碎感轉變成完整感。最後，他終於走出了

憂鬱症的噩夢。

六、改變顏色

這種觀想通常是其他觀想的一部分，有時是獨立的觀想。由於顏色對我們來說有豐富的象徵意義，因此很多人喜歡在觀想時使用顏色。例如，藍色代表平靜，綠色代表大自然及成長。在前述的腎臟細胞例子中，觀想者將皺巴巴的灰色細胞變成了健康的粉紅色細胞。

同理，有的人會用黑色或灰色的影子代表病痛，然後想像為陰影添上一些顏色，直到陰影不復存在。

七、提升免疫力

前面提過很多這一類的觀想例子，也就是想像免疫細胞被製造出來，大量繁殖後用來摧毀癌細胞。我們也可以想像免疫系統摧毀入侵身體的病毒或其他危險的病原體。在本書第二部的「疾病與觀想法總整理」中，有提升免疫力的觀想例子。

從病痛起點邁向康復目標

觀想的關鍵是你要牢記，你的目標永遠都是將病痛（或傷

勢）轉變為健康。

例如，想縮小腫瘤的人要在觀想時，想像腫瘤變得越來越小。腫瘤代表了疾病，而腫瘤消失當然就意味著你已經從疾病中康復過來了。如果是受傷，那麼就以傷口代表疾病，而傷口癒合則意味著康復了。換句話說，病痛是起點，而康復是終點。

有些人每次觀想時，都會一再重複「從病痛到康復」這樣的過程：也就是說，他們每一次觀想，都會想像腫瘤不斷縮小直到消失，或傷口直到癒合的整個過程。有些人則在每一次觀想時，接續上一回觀想的進展，讓病痛比上一回觀想更接近康復的目標。所以在後續的觀想中，每一回想像中的腫瘤都會比上一回觀想時小一點。

有人更喜歡在前一、兩次觀想時，想像「從病痛到康復」的全過程，然後才開始把所有注意力都放在康復上，後續的觀想內容主要是從心靈之眼看到傷處或患部被治癒。也就是說，只有在開頭的一、兩次觀想會想像「從病痛到康復」的過程，接下來的每一次觀想都只強調「康復」。

其他人則介於這兩者之間。透過心靈之眼，他們在每次觀想時都會想像病情有了一點改善，因此在後續觀想時，病情都會比上次觀想時好一些，離最終的康復目標更接近，彷彿他們是在一點一點地鏟除病痛。

或許有些人會擔心，如果一直在觀想時「看見」病痛，是

否會強化病痛的存在？如果你的觀想沒有做錯，這不會成為問題，因為你描繪的病痛狀態是有進展的「動態」，而不是靜止不變的。你會看著病痛自然地逐漸轉變，一次又一次地更接近康復目標。

最重要的是，你要認清一點：康復才是觀想的焦點，也是觀想的終點。而且，觀想要持之以恆。

多久觀想一次？

觀想頻率因人而異。通常情況下，是視病情的嚴重程度而定，人們願意花在心靈練習的時間從十分鐘到一小時不等（有時會更久），有人會一口氣做完，有人會拆解成數個部分，分別在一天或一週內完成。

觀想沒有嚴謹的規則——從科學研究內容來看，也絕對沒有定律可言。在我鑽研身心連結的二十年裡，即便聽聞過好幾千個例子，也歸納不出什麼定律。每個人都有適合自己的觀想方式，有時會差異頗大。

但有一件事是始終不變的，那就是觀想必須持之以恆。在我看來，這意味著大多數的觀想形式，都會在大腦中誘發某種程度的神經可塑性。

　　以下是人們觀想的一些時間選擇及持續時間。有人每週觀想三到五天，每天觀想一、兩次，一次持續十到二十分鐘；而有人單次觀想的持續時間從五到四十五分鐘不等。如果你是完全沒經驗的新手，可以先從幾分鐘開始，再逐漸延長時間。

　　有些人喜歡在晨間觀想，有些人偏愛午後或夜晚。有些人不喜歡常規的觀想，更喜歡五至十秒的「快閃」版本，他們通常只要一冒出對自身狀況的負面念頭，就會以觀想畫面來取代，也就是在負面念頭剛竄出來時就掐掉，替換成正面的畫面與感受。

　　最終，你一定可以摸索出更適合自己的做法。但最重要的，還是持之以恆。就像前面說過的，持之以恆地觀想，比你多久觀想一次、觀想多長時間都更重要。即便只是一把小鐵槌，持之以恆地敲擊同一塊大石頭，也終能將之敲碎。同理，想要成為某項運動的奧運冠軍，只去一次健身房是不可能成功的，天天跑健身房或許還有可能。觀想也是一樣的道理。

如何把觀想效益最大化？

　　以下提供一些小訣竅，讓你能更容易進入觀想狀態，並獲得最多的觀想效益。

- **錄製觀想的內容**。有人發現將觀想內容做成錄音檔會很有幫助。你可以編寫觀想的腳本，自己錄音或請朋友代念。只要你覺得有用，還可以搭配一些柔和的音樂。

- **繪製你的觀想內容**。有人覺得把觀想內容畫出來，會更容易進入觀想狀態。因為描繪的過程，會幫他們建立明確的思路，更能夠聚焦在想要觀想的畫面上。

- **不存在「正確」的觀想版本**。凡是對你有效的觀想，都是正確的版本。如果你想透過觀想修復受損的細胞來治療某個身體部位，你把細胞想成什麼樣子都可以。以健康的細胞來說，有人會把它想成透明的圓球狀，中央有個小點（類似青蛙卵）；有人會想成是粉紅色的方塊或果凍狀的球體；有人會把它想像成橡膠狀的磚塊，或是打進鍋子裡的生雞蛋。

　　至於被破壞的細胞，有人會把它想成像乾癟、發黑的葡萄乾或李子乾。在他們的觀想中，或許會想像自己拿抹布或刷子去清洗這些受損的細胞，並看著它恢復健康的形狀、色澤和質地。然後，再繼續對下一顆受損細胞如法炮製，直到所有受損細胞都恢復健康為止。也有人或許會想像自己細心地照顧那顆小小的李子乾，給它神奇的藥物，看著它慢慢恢復力量和色澤。

- **輕鬆以對**。為了確保觀想的場景不會給你壓力，也不會增加你對自身狀況的恐懼，你偶爾可以讓觀想變得更好玩一些。例如，在你想像著為關節炎患部上油時，可以想像當你從罐子裡擠出潤滑油時，油卻「嘰」一聲地噴射出來。只要你高興，聲音還可以弄得更誇張一點。

　　你也可以把潤滑油的每一顆原子都想像成帶著笑臉的小球，看著它們一個個嚷嚷著「哇！」從瓶口像溜滑梯一樣冒出來，彷彿玩得很過癮。為你想像的場景添加一點小趣味或愉悅的氣氛，通常你的臉上也會不禁露出微笑。

- **跳一支勝利之舞**。為了讓觀想變得更輕鬆愉快，有時可以在觀想時或觀想後來一段傻里傻氣的舞蹈，真的跳或在想像中跳都行。跳舞能幫助大腦轉換擔憂或壓力的狀態，進入更為積極的正面狀態。

- **盡情揮灑創意**。這是你的觀想，你愛怎麼想像就怎麼想像，可以天馬行空地百無禁忌。比如說，你可以想像自己揮舞著魔杖將一種東西變成另一種，有誰能阻止你像哈利‧波特那樣使用魔杖呢？如果你願意，也可以召喚天使，尋求指引。觀想的唯一限制，就是你強加給自己的限制。你如何在想像中重獲健康是你自己的事，一切全由你決定。

- **要有耐心**。如果你在頭兩天的觀想中，無法一路想像到康復的終點，不要焦急。欲速則不達，給自己多一點時間，耐著性子、沉住氣，至少不要再給自己增加壓力。

觀想大補帖

在我的網站（www.drdavidhamilton.com/howtovisualize）上提供了一些免費的觀想資源，從免疫系統如何運作的基本知識到引導式觀想的 MP3 錄音檔，都收錄在此。我還放了一個象徵性觀想的錄音檔，我將它稱為量子場療癒（Quantum Field Healing），可以引導你從次原子的角度來想像疾病狀態，然後想像你把疾病的「振動波」轉變為康復的振動波。

* * * *

生病時，難免會一直掛心病情，揣測、害怕自己病得有多嚴重。透過觀想練習，會讓我們覺得自己是有力量、有希望的，有機會可以主動地為自己的病情做一些心靈上的輔助工作。觀想的一大好處是：至少在觀想期間，我們的心態及情緒是正面的，並預期會有一個正面的結果。

第13章
肯定語的力量

「同樣的話跟自己講得夠多次，不管那是真話或假話，我
們都會相信。」

——羅伯特‧柯里爾（Robert Collier），美國勵志作家

肯定語是自己跟自己的對話，簡單來說就是對某事的一種
正面的肯定陳述。肯定語非常好用，可以幫助我們保持對身心
健康的關注或渴望。

最廣為人知的肯定語是法國心理學家愛彌爾‧庫埃（Émile
Coué）的名言，他稱之為樂觀的自我暗示（optimistic autosug-
gestion）：「每一天、每一方面，我都會越來越好。」

我們總是渾然不覺地自我暗示，很多人的自我暗示都是偏
負面居多，因為我們多半在消極或有壓力的情況下才會自我對
話：「打死我都做不到」、「煩透了」、「我老是會遇到這種
事」……這些都是常見的負面自我暗示。

建立正面的自我暗示（肯定語）有助於緩解壓力，甚至帶

來希望。但這種肯定語必須有一定的真實性。比如說，一個自尊低落的人，縱使每天都說上好幾遍「我愛自己」，大概也不會有什麼作用。但對某些人來說，「我愛自己」的肯定語絕對有效，只可惜很多人都說不出口，還是得一步步來。

首先，我們可以創建過渡時期的肯定語，一小步一小步地朝著我們的目標前進。這些肯定語是朝著正面方向移動的表述，例如「我正在學著愛自己」便是典型的過渡期肯定語，自尊低落的人應該比較能夠接受，並從這一類的肯定語受惠。

我們可以使用這一類的肯定語，來幫助自己專注於康復的目標。以下是可用於療癒的過渡期肯定語：

- 「我逐漸好轉了。」
- 「我的狀態越來越好了。」
- 「我覺得好多了。」
- 「我進步了。」
- 「我的手（腳）一天比一天靈活。」
- 「癌細胞正在被摧毀。」
- 「腫瘤不斷縮小（消融或瓦解）。」
- 「病痛就要離開了……要離開了……離開了。」
- 「我的免疫系統越來越有效率。」
- 「我現在可以行動自如了。」

- 「我的血壓正在恢復正常。」
- 「我的心臟越來越健康了。」
- 「我的呼吸越來越輕鬆了。」

這一類的肯定語絕對不是自欺欺人，而是在陳述意圖，幫助我們把注意力放在渴望實現的健康狀態上。因此，使用正面的措辭非常重要。例如：

- 「我恢復得很快」比「我的感冒快好了」更正面。
- 「腫瘤正在消融變小」比「我的癌症沒有那麼嚴重了」更正面。
- 「我正在康復中」比「我沒有那麼不舒服了」更正面。

肯定語除了單獨使用外，還可以結合觀想一起使用、相輔相成。

觀想時，把肯定語當旁白

你可以在觀想時，加入肯定語的自我暗示。有些人可能會覺得把觀想過程說出來會更有幫助，尤其是對不擅長觀想的人

更是如此，他們可以藉此集中注意力。例如，當你在觀想中想像吸塵器把病菌都吸光時，你可以說的肯定語是：「我好高興所有的害菌都從我的身體消失了。」

或者，當你想像放療的「子彈」燒毀癌細胞時，你可以說這樣的肯定語：「我喜歡放射線只燒毀癌細胞，其他細胞都完好如初。」

又比如，你正在觀想自己將神奇的潤滑液塗抹在關節炎患部，當你拿起潤滑液並準備塗抹在關節上時，你可以說肯定語來加強：「這是百分之百永久有效的神奇潤滑液。」

在把潤滑液塗抹到關節時，你可以再對自己說：「潤滑液已經滲透進了關節，現在這裡看起來完全可以活動自如了。」當你繼續觀想自己正在活動關節時，可以這樣描述：「現在關節活動起來很靈活輕鬆。」

基本上，你所做的就是全程現場直播，為自己的觀想場景配製旁白。旁白可長可短，要說多少都由你決定，不要旁白當然也可以。還有人會錄製好觀想專用的台詞來引導觀想過程，有很多利用錄音輔助觀想的人，都覺得加進這一類的旁白更實用了。

由此可知，肯定語是有幫助的，但要不要在觀想時使用就看你的選擇。畢竟有人喜歡，就會有人不喜歡。如果你覺得肯定語或許對你有幫助，那就不妨一試。

第二部

真實的療癒之路

Part II: Visualization in Action

第14章
不斷增加的療癒案例

　　這一章收集了來自世界各地的真實故事，這些人將觀想納入治療方案的一環，幫助自己從病痛中康復。他們懷抱著助人為樂的善意，寫下自己的親身經驗寄來給我——希望他們運用觀想的經驗，能夠為正在受病痛之苦的人帶來希望或洞見，激發對療癒的信心。我由衷感謝他們願意現身說法。

　　正如你將看到的，在大部分的故事中，觀想都是與其他形式的治療模式一起使用的，這與本書第一部提到的所有觀想研究一致。我沒有一一驗證這些故事的真實性，但我願意收下他們的心意，並真心信任他們，也希望這些經驗談能夠幫助其他需要重拾健康的人。

　　我將這些故事按照各種疾病或症狀來分類，包括癌症、小兒麻痺後症候群、乾癬、肌痛性腦脊髓炎／慢性疲勞症候群、心血管疾病、發炎、暈車、病毒疣／足部疣、紅斑性狼瘡、花粉熱、減重及甲狀腺機能低下。

癌症

莎莉的故事：金黃色液體的愛

二〇一三年的十二月，來了一個驚天動地的大衝擊：我……被確診了第三期乳癌？而這只是我心情上沖下洗的的開端而已。一夕之間，我的生活與健康都不受自己控制了，我要如何讓身體強健起來，挺過這個難關？

首先是重拾自己的力量，並學會「放手」──這是第一課！下一課是：信任自己，傾聽身體的聲音；挖掘自己的療癒能力、知識及智慧；拒聽他人的恐怖故事與他們對這件事的消極看法。為了保護自己，我要多接觸正面、積極的人與想法！

因此，我深入內在自我（inner self）尋求指引，獲得了一些想法。我選擇黃色為「支持」色（在家裡擺黃色花、使用黃色錢包等等），因為黃色讓我想到金燦燦的陽光，給了我溫暖和力量。

手術後，我想像自己變得乾淨、健康、快速康復。這也意味著，往日讓我憂心的「壞」細胞都從體內完全清除了；經過淨化洗禮的我重獲新生。

開始化療時，我想像注射器內那種金黃色的液體帶著愛流進身體內，為我帶來療癒。每一次化療，都像在重新灌注帶有

療癒能量的愛，從注射器慢慢傳輸到我身上。一開始，醫護人員都覺得我怪怪的，我才不在乎呢，什麼事都比不上療癒重要。每次回診化療時，醫護人員都不敢相信我的氣色會這麼好，不久後他們便知道我的那一套小儀式，也相信它真的有用，畢竟他們都親眼看到了！我也明確要求身邊的醫護人員只能跟我講正面、積極的話語，可惜不是每個人都能做到。我打從心底相信肯定語的重要性。

　　當我開始掉頭髮時，我也開始學著愛自己。我是一個頭上無毛的成年寶寶，正要展開全新的生活。我才不要被頭髮擺布我的心情，況且沒有頭髮也是一種解脫，還省下了一筆買洗髮精與美髮的費用。

　　完成化療後，療程進入了下一個階段：放射線治療。我一動也不能動地躺著，一邊聽醫護人員為我播放的可愛音樂，一邊想像著溫暖的陽光正在照射我、療癒我。

　　相識只有十八個月的男友一直陪伴著我，堅強地支持著我，幫我安排好播放清單，裡面有我喜歡跟著起舞的舞曲，也有讓我欣然微笑的音樂，這些都讓我感到快樂——這點很重要。他還保證我能吃得正確又健康，從來不假手他人地為我親自下廚準備全部的餐點。

　　每天我都會誦念帶著正向意圖的真言與咒語，例如「我會一天比一天更好」、「我的身體健康又快樂，我已經痊癒了」

等等。我感激這一路走來所遇見的每個人，他們幫助過我、支持我，我也感謝所有的治療及它們背後的科學基礎，還要感謝讓我的康復成為可能的所有人。

在八個月的治療期間，我一共請了十天的全天假。工作可以分散我的注意力，而且不可思議的是，我的狀態也好到可以工作。我何其幸運，身邊擁有很好的支持網絡，並學會了在必要時請求幫助。我發現誰才是真正的朋友，平時要看清楚還真不容易呢！

我認為療癒的關鍵包括我的信心、正向思考、感恩、支持、觀想、順勢療法、催眠療法及靈氣治療等等，當然還有常規醫療。此外，我覺得只允許身邊出現積極、正面的人與言語也有很大的關係，最重要的是我有一個疼我、支持我的伴侶，如今他是我的先生了！

顯然，那段日子並不好過，有時我的信心也會受到打擊，我的女人味從高處跌落，而我當時與男友交往不算久，也擔心禁不起考驗。但是，你知道嗎？我很感激自己經歷了這一切！最神奇的是，我當時已經十五年沒有嗅覺了，鼻子完全聞不到味道，但就在接受第一次化療後三天，我的嗅覺卻全面回歸了。那麼多年後，我終於又聞到了烤肉和割草的味道。

我已經成長為一個新的自己。我曾經是一隻醜小鴨，現在我脫胎換骨成了一隻美麗的天鵝，為此我永遠心存感激。

琳恩的故事：重返健康之旅

二〇〇八年十二月，我確診乳癌第三期，有幾顆腋下淋巴結。二〇〇九年，我做了乳房切除、重建、化療與放療。

二〇一〇年，我在倫敦第一次見到了大衛‧漢密爾頓，參加他的「心智如何療癒身體」研習營。當時我聽得興味盎然，心想要是能在化療前就聽到，我的心態將會截然不同。化療時，我心裡認定那些化學藥物都是毒藥，我的身體應該很難接受。不出所料，我的副作用相當嚴重。

二〇一二年八月，我慶祝了五十歲的生日，而且也是我擺脫癌症的三週年。但二〇一三年四月我前往摩洛哥度假爬山時，卻覺得喘不過氣來。當時我不確定那是放療留下的損傷，或只是身體狀況不佳，但這件事在我心裡留下了陰影。

同年七月，除了喘不過氣，我人也開始不舒服，便去了醫院檢查。結果顯示我的肺部／胸壁出現了陰影。我們將鏡頭伸進胸腔裡觀察，發現了約兩公升的體液及七顆腫瘤（最大的有雞蛋大小），幾乎快壓垮了我的肺。

我在醫院待了九天，不斷抽出體液。出院時，我帶著一根從胸腔延伸出來的管子，每一、兩天就得把管子接到專用瓶裡來排掉不斷積存的體液。在埋管幾個月後，我終於意識到必須振作起來，拿回身體的掌控權。光靠意志力顯然是不夠的。

　　然後，我就開始了觀想。每天，我都會躺在地板上，把雙腳擱在氣機儀（Chi Machine）上面——腳放上去後，氣機儀便會快速地左右搖動，身體也會跟著晃動。機器會在十五分鐘後停止，再把腳放回地面上，在靜止狀態下，可以感覺到有一股氣流遍全身。

　　看過胸腔內部的照片後，我清楚地看到那些腫瘤的樣子，所以我想像氣是流遍我全身、可以治癒我的光能量。我特別專注那顆大腫瘤，觀想著療癒之光融化它，「壞」細胞隨著體液排出體外。

　　我經常對著腫瘤和體液說話，謝謝它們教會我的事，因為有了它們，我成為更快樂、更好的人。我說：「謝謝你們，但我不再需要你們了，所以是說再見的時候了。」我謝謝體液幫我清除腫瘤細胞，把它們排出體外；我也謝謝把癌細胞從身體排出的那條管子。

　　有一天，我突然感覺到那顆大腫瘤消失了，於是我將焦點轉移到小腫瘤上。在小腫瘤也不見了之後，我集中精力開始清理胸壁、肺部及全身。

　　在埋管九個月後，我拔除了管子。當我意識到沒有管子，以後得憑自己的力量來排除體液時，我感到一陣心慌，於是我繼續做淨化及清理的觀想。

　　如今二〇一七年了，我仍然每三到四個月做一次掃描，最

近三年都沒有癌症復發的跡象。一開始，醫生說「沒有變化」，最後醫生被我問急了，才承認根據掃描結果，看不出哪裡有腫瘤，並將我歸類為緩解期患者。

　　每天，我都會感謝癌症給我的當頭棒喝，迫使我改變；其中最重要的，就是學會愛自己，以及學會不害怕。我也感謝身體得以保持健康，感謝自己有力量及信心，能以這種方式來面對癌症。我感謝親朋好友給我的愛和支持，也感謝我能與他們分享我的愛。

　　我感謝這段經歷幫助我成為更好的人，並用自己所學到及領悟的所有一切，幫助並善待身邊的人。比起罹癌之前，我知道現在的自己更快樂、更有趣，也活得更多采多姿。我感謝自己能在冥冥之中獲得指引，讓我接觸到那些能夠幫我改變人生及挽救性命的人、書和研習營。大衛，我衷心地感謝你！

辛西雅的故事：閃光護衛隊

　　二〇一五年一月我人在義大利時，發現自己呼吸困難、容易疲累、經常咳嗽。當人不舒服時，觀想身體健康是我的本能反應。這場病在幾個月後才得到答案。但在確診之前的那六個月，我練習溫柔地對自己說話，傾聽身體的聲音，想休息時就休息。我相信心智是最強大的工具，而我一向很注意自己拿什

麼東西餵養心智。

二〇一五年五月下旬，我回到加拿大，得到的診斷是非何杰金氏淋巴瘤、瀰漫性大 B 細胞淋巴瘤及原發性縱膈腔大 B 細胞淋巴瘤。一聽到診斷結果，我立刻將聽到的內容轉換為畫面：我的左肺葉有一顆九公分的腫瘤，我把它想像為胸腔裡的一顆大柳橙。我保持著幽默感，笑著說可惜我不是人肉水果盤，不然那顆柳橙隨時就可以被拿走。

化療時，我觀想閃光竄過全身，護送化療藥物前往目標細胞。閃光的主要任務是保護身體的其他健康細胞、器官和組織。我發揮創意、恣意想像，編造有趣的觀想情節，並在副作用引發不同困擾時，調整觀想內容。

我告訴自己不要上網搜尋，而是找書上的圖片來強化我的觀想。當嗜中性白血球數量下降後，我開始觀想健康的粉紅色肺部、血管、神經、毛囊及血液的各種成分。我的身體對舒適和療癒的需求隨時在變，我會因應變化來編造並練習觀想。

化療時，我觀想閃光與化療藥物通力合作，讓腫瘤在檢驗時縮小到砂糖橘的大小。結果腫瘤的大小萎縮得很快，小得跟一瓣橘子差不多。

我繼續觀想腫瘤縮小到跟野生藍莓一樣小，一口氣就能吹走。到了十二月，最後的一次正子斷層掃描，不要說什麼野生藍莓了，連小小的癌細胞都已不復存在！我身上還有一些瘢痕

組織，我繼續觀想閃光團團包覆著瘢痕，將瘢痕安全地封鎖在裡面。

二〇一六年一月，我開始接受放療，同時也升級了觀想情節。躺在放療儀器裡面時，我看到了五道綠色的光束，我想像著它們活化了我胸腔內的盾牌，以便保護好重要的器官和皮膚，同時也引領光束前往殘存的那些癌細胞。十五次放療相當順利，沒在我的皮膚上留下任何痕跡。

我做完療程至今已有兩年多了。對我來說，觀想在治療期間發揮了作用，也幫我緩解了不少副作用。只要有需要，我就會觀想，一天做上幾次來解決療程中不斷變動的問題，也將觀想用在療程後的自我療癒。我把這段抗癌之旅，分享在我的部落格（www.cinziasadventure.com），後來又集結這些文章自費出版了《閃耀吧！重拾健康、活出創意》（暫譯，*Sparkle On! One Woman's Creative Way of Reclaiming Her Wellness and Living Life*）一書。除了這本書，我還在籌備工作坊和演講活動，以分享如何運用創造性思維和觀想來應對人生挑戰。

晶恩的故事：爆破時間到了

二〇一二年我被確診得了乳癌，從此開始了我的觀想生活。確診後不久，我就開始觀想自己身體強健、活力十足。

在我做化療時，我都會觀想一場大爆破正在襲擊我的癌細胞，以前我都會說：「我的爆破時間到了。」

描述化療情景時，我都會使用「炸吧！炸吧！」來加強觀想效果。我每天都會這樣觀想。

我覺得觀想實在太神奇了，於是在完成創意觀想的課程後，也希望自己能夠從事這方面的教學工作。我很慶幸自己挺過了乳癌，並將其視為一種祝福而不是詛咒，因為我從來不認為有什麼事是理所當然的，而現在的我也成為一個更好的人。

佩萩拉的故事：回收癌細胞

十年前，我被確診為乳腺癌，而且已經無法直接開刀了。醫生告訴我，癌細胞已經擴散到淋巴系統和頸部，我的存活率只有一五％。我接受化療與放療來縮小腫瘤，之後如果乳房裡還有腫瘤的話，再用手術切除。

在接受治療時，我都會觀想一隻兔子，我把牠叫做「好健康」，牠跳進我的身體裡，吃掉了全部的癌細胞。癌細胞是「好健康」最喜歡吃的食物，但癌細胞傷不了牠，因為那本來就是牠的食物。「好健康」長得頭好壯壯、毛色發亮，等牠吃飽了就會跳出我的身體，跑進樹林裡，在某個定點排出所有的廢物。久而久之，那個地方長出了一棵美麗的樹。看到這棵樹

的人或是坐在樹下的人，情緒都會平靜下來，充滿了幸福感。每個人都說那是一棵療癒樹。

這些情節，我一天至少觀想兩、三次，每次在接受治療時，我也會觀想。療程結束後，醫生都很驚訝我對藥物的反應那麼好。然後癌症消失了，我不需要動手術。

我的另一個觀想是把癌細胞當成氣球，每天觀想兩、三次看著一顆顆氣球破掉。然後，空殼就成為排泄物被沖刷出體外，回歸大地，轉化為造福萬物的正能量。

第三個觀想是我站在蓮蓬頭下面，想像純淨的療癒之水澆淋著我。水從頭頂進入體內，沖走了全部的癌細胞，再從我的腳底下流出去。我想像流出去的水一開始是黑黑稠稠的，慢慢轉為褐色、黏稠度變稀，等癌細胞全沖走後就是清澈的水。這些水從排水孔流進大地，同樣轉變成正能量。最後我觀想純淨、白色的療癒之光，充滿了我原本被癌細胞占據的體內空間。

此外，每天晚上臨睡前，我都會對自己說：「我有一個綻放光芒、非常健康的身體」以及「我身體裡的每一個活細胞，都是完整的、正常的、完美的」。我還觀想身體裡面充滿了粉紅色的療癒之光，因為粉紅色是愛與和諧的顏色。我還會做一件事：對著胸部唱誦「唵」，以某個音調唱誦時，我能感覺到身體組織跟著振動。我很確定，我所做的這些都幫上了忙，因為過了十多年，我仍然活得好好的。面對我這麼健康的事實，

醫生和護士都覺得不可思議。

凱蒂的故事：食人魚一口吞掉了癌細胞

　　十年前，我被確診為非何杰金氏淋巴瘤，腹部和鼠蹊部長了很大的腫瘤。醫生為我安排化療，但要我先等五週觀察病情發展，他認為這是成長緩慢的腫瘤，但因為腫瘤太大，他覺得可能有突變成惡性的風險。

　　在等待期間，我看了很多資料，一週做三次腳底按摩反射療法。我先前有接受過反射療法的訓練，因此我知道這個療法對我有幫助。我的治療師告訴我化療存在著哪些真正的風險，有些我都沒聽過。總之，我決定不接受常規治療，仰賴有機飲食及蔬菜汁、在大自然中長距離散步，以及和朋友盡情歡笑，與此同時我也放下了教職。

　　不過，我確實做了觀想，想讓我的細胞能夠擺脫癌症。首先，我跟自己說，身體不是敵人，只是有一些細胞莫名地迷路了。我畫了一張圖，將癌細胞畫成沒什麼實質形狀的灰色斑點，再把 T 細胞畫成小小的食人魚──牠們的眼神專注又友善，還有一口非常鋒利的牙齒。

　　那些灰斑完全無路可逃！我觀想食人魚一口就吞掉了許多癌細胞，將它們吞進小肚子裡……牠們顯然吃得很開心，我甚

至「聽到」牠們邊吃邊說：「好吃，好吃。」

起初，我還得強制自己每天觀想個幾次，但很快的，觀想就成了我生活的一部分。那就好像我心靈角落有一個小小的電視螢幕，不斷在播放同一個動畫，讓我每天都笑口常開。

我也學著使用肯定語，內容並不一定。剛開始時，我對於確診與死亡非常焦慮，於是就把愛彌爾・庫埃的「每一天、每一方面，我都會越來越好」，改編成自己的版本：「我的免疫系統很強大，我的細胞每天都越來越乾淨、健康，我的免疫系統很強大」。不知原因為何，但我覺得反覆誦念是必要的，否則無法烙印在我的腦海中。

這樣做確實有效，因為每回我從夢中驚醒，肯定語都會自動蹦出來，只要專注誦念一會兒，就能重新入睡。第二天晚上再次驚醒時，眼睛一睜開，就馬上聽到了腦袋裡傳來的肯定語，馬上又睡著了。因此我確信，即使在睡夢中，我的身體仍然為我所用。過了一段時間後，即便驚醒，我都不用睜開眼睛，就能聽到腦海中充滿了肯定語，就像腦袋中有一卷隨時自動播放的錄音帶一樣。當我意識到這一點時，就再也沒有在半夜裡驚醒了。

白天時，我也玩肯定語：我會拿起一面鏡子，假裝在跟別人說話，對著鏡子說：「我的免疫系統很強大喔，這你知道吧！」只要一想到萬一有人撞見我與鏡子進行這麼瘋癲的對

話，我都會捧腹大笑。

我也把肯定語用來處理可能會引發癌症的情緒問題。「我愛自己，認同自己，一切安好」，這些簡單的句子是露易絲‧賀建議的肯定語，但一開始時，我根本做不到。我無法看著自己說道：「我愛自己，認同自己。」每一次不是狂哭，就是狂笑……儘管如此，我還是堅持練習，我覺得與癌症有關的肯定語都和深層傷痛有關——那是長期的怨恨所致，而且往往一針見血。因此，我必須卯盡全力說出：「我用愛來原諒並放下過往的一切。」這句話我到今天還在使用，只要說出口就會覺得把緊閉的心打開了。

我在四月確診，那天是我四十五歲生日，到了十二月，我的惡性腫瘤已縮小了七○％。隔年年初，腫瘤全部消失不見。你可以去核實我的病例：我是在蘇格蘭利文谷醫院（Vale of Leven Hospital）看診的，主治醫師是派翠夏‧克拉克（Patricia Clarke）*。

人生無極限，乾杯！

---

* 凱蒂（Cathie Grout）將自己的抗癌經歷寫成了《兔子不會得淋巴瘤》（*Rabbits Don't Get Lymphoma*）一書。

小兒麻痺後症候群

瑪麗的故事：我的電工師傅

　　十一年前（二〇〇七年），我被確診為小兒麻痺後症候群，這是一種進行性神經肌肉疾病。於是，正常的生活戛然而止。

　　我是美國退伍軍人事務部的社工，職涯正值顛峰，但醫生說如果我還想讓症狀穩定下來、不再繼續惡化，就得辭職，否則就要有在輪椅上度過餘生或插餵食管的心理準備，因為我左側食道無力，必須把食物直接灌進去。

　　我身體虛弱，有慢性疼痛、焦慮及抑鬱。我沉靜下來尋求神的指引，也開始寫詩，想像受困在這具身體裡的是一個完整、健康、自由的人。我的第一首詩是〈賽跑〉——沒錯，我知道這很不可思議，因為真實的我腳上穿戴著支架、撐著枴杖，有時還要靠輪椅代步。而在現實生活中，我參加過二〇〇九年的波士頓馬拉松，是行動障礙組的跑者！

　　除了把寫詩當成觀想工具之外，我每天還會冥想數次，想像上帝是我的電工師傅，重新幫我的神經肌肉系統布線，治療我的小兒麻痺症，以及顯現為小兒麻痺後症候群的童年創傷。

　　三年前，因為跑步時太逞強，沒有做交叉訓練，我的左膝蓋直接「爆了」。核磁共振顯示我的腓腸肌萎縮、有幾個骨

刺，還因為關節炎、多次膝蓋手術、軟骨破裂、脂肪瘤，導致身體嚴重退化。醫生要我停止跑步，並做好心理準備，不出幾年可能就必須進行人工膝關節置換手術。

此後我把冥想時間延長了，並透過觀想來汲取心智的力量，借重在我之內與在我之外的神聖力量。到了今年一月，許多年後我終於再度越過了百慕達半程馬拉松的終點線，也是我此生的第三次。

我現在六十四歲了，沒有坐輪椅，也沒有做人工膝關節置換手術。我精力充沛、生活得很充實，觀想的力量讓我走出病痛、走向健康——重新拿回我與生俱來的健康權利。

當我寫詩時，腦海中會自然冒出生動逼真的觀想情節，一開始的畫面多數像蘇斯博士（Theodor Seuss Geisel）*的繪畫風格。這是其來有自的，因為我小時候罹患小兒麻痺症後，物理治療師（她是我的人間天使）看我的父母吸毒又酗酒，每次為我做物理治療之前，都會念蘇斯博士的故事給我聽，還會要我跟著她一起念，轉移我治療時的疼痛。這在一九五〇年代晚期與六〇年代早期，是走在時代尖端的做法！

因此，我的觀想內容包括在水坑裡奔跑、濺起水花，看著

---

* 編按：蘇斯博士是美國兒童繪本作家 Theodor Seuss Geisel（1904-1991）的筆名，畫風充滿了想像力，其繪本曾改編為《魔法靈貓》等多部電影。

自己完整、自由又健康，我也觀想自己像個芭蕾舞者一樣翩翩
起舞。這些內容都像蘇斯博士的畫風，帶有抑揚頓挫的韻律
感，激起了我療癒身心靈的信心。我身邊備著紙筆，隨時都能
寫下自由觀想的內容。當我想像自己擺脫腿支架、無拘無束地
行動時，疼痛感真的消失了……那一刻的我全然沉浸於其中。

　　關於我的膝蓋，我仔細研究過核磁共振的報告，以了解需
要怎麼做才能痊癒。我想像骨刺融解了，想像手術修復了破裂
的軟骨（雖然醫生說過剩下的完好軟骨不夠多，既無法修復，
也不會長出新軟骨）。我曾在膝關節內視鏡手術時，親眼看過
撕裂的半月板，因此我有絕佳的心智畫面可以用來觀想。我還
想像整脊師使用肌能系貼布（Kinesio）來刺激療效。

　　整脊師建議我讀一讀喬・迪斯本札醫師的作品《啟動你的
內在療癒力》，這本書的立論基礎很符合我的信念：愛的力量
能夠讓身體自我療癒。我的這些信念來自於作家暨退休的外科
醫師伯尼・西格爾（Bernie Siegel），尤其是護士艾薇・麥當
勞（Evy McDonald）的故事，她療癒了人生，也療癒了肌萎
縮性側索硬化症（amyotrophic lateral sclerosis, ALS），這是一
種退化性神經疾病。

　　後來，我採用迪斯本札醫師建議的冥想來治療膝蓋，也用
療癒師米契爾・梅（Mitchell May）博士的冥想，他說：「我
是神的孩子──對神來說，這是很容易治癒的。」此外，我還

想像自己躺在核磁共振的儀器裡，讓療癒的愛與光照耀我，讓一切煥然一新。

不寫詩的時候，我會一天冥想好幾回。神是我的電工師傅，我想像身體是一間房子，得把鬆動的連結修理好。神帶著電工的全套工具前來，拆除損壞的電線，更換成好的電線重新焊接上去。我想像自己是一棟全新的房子，有新的骨架來支撐新的電路。

現在，我一天至少冥想兩次，有必要就寫日記。疼痛發作時，就會停下手邊的事，觀想自己是健康的、完整的、安好的。

乾癬

艾絲特的故事：好了，乾癬，你該去度假嘍

十七歲時，我後頭皮開始持續發癢，幾個月後，我摸到那裡的皮膚變厚，形成一塊日漸變大的小「補丁」。醫生診斷為乾癬，也就是皮膚細胞以七至十倍的速度分裂，導致皮膚變厚、泛紅，會掉皮屑及發癢。醫生還說，這是一種遺傳疾病，（據說）無藥可醫。「好吧，總算知道答案了。」我心想。

隨後幾年，補丁持續攻城掠地，後來占據了整個後腦勺，

但仍在髮際線以內。此後，我就慢慢習慣了。因為會癢，我就會去抓，抓了就會掉皮屑，於是我又有了一個隨時拍掉肩頭皮屑的習慣，省得別人以為我有嚴重的頭皮屑，覺得我應該照顧好自己。

在確診後的那些年，我試遍了市面上的各種療法，藥膏、乳霜、洗髮精都用過，有的可以稍微止癢，有的會讓厚皮變薄一些，但都無法真正擺脫乾癬——即使「無藥可醫」，我還是多少抱著一點希望。

過了幾年，醫生給我開了另一種藥膏，這是一種皮質類固醇藥膏，我查了一下它的副作用，據說可能導致一些可怕的副作用，包括乾癬會惡化！我真的受夠了，心想倒不如就接受這種病症吧。我決定放棄了，不塗抹皮質類固醇藥膏，不再使用油膩膩的乳霜，也不再買昂貴的洗髮精了。就這麼過下去吧，省得麻煩。

事實上，我一直對另類療法很感興趣，時日一久更了解整體保健及身心連結的重要性。在確診二十年後，我有幸讀了大衛‧漢密爾頓的《預見療癒》（本書第一版），感覺就像找到了拼圖中缺失的那一塊。他在書中談到安慰劑效應，我覺得很有趣，而這似乎推了我一把，讓我意識到自己已經準備好了——準備把乾癬送上它的歸途。我沒有怒氣、沒有怨恨，而是帶著平靜及理解，不抗拒。

　　在這本書中，大衛分享了許多人的故事，詳述他們如何治好嚴重的健康困擾和癌症之類的疾病。雖然有些類型的乾癬相當嚴重，但幸好我罹患的乾癬不會危及生命。我意識到可以用同樣的方法、工具，來實現我的目標。

　　在我看到大衛這本書的幾年前，我聽說有一個腦瘤末期的孩子，醫生沒有為他進行侵入性（且無用）的治療，只問他喜歡做些什麼（以下我描述的細節可能不盡然屬實，但傳達了我要表達的重點）。

　　孩子說自己喜歡玩「太空侵略者」（Space Invaders）的電腦遊戲，所以那是他要做的事。醫生跟他說，射殺遊戲裡的外星人時，要想像自己正在射殺大腦裡的腫瘤，那麼腫瘤就會一點一點崩解，就像電腦遊戲裡的外星人一樣。幾個月後，男孩說他的腫瘤消失了，自己已經恢復了健康。更精彩的是，醫生在檢驗完後，也證實男孩的說法。

　　我喜歡這個故事。大衛書中描述的觀想，在本質上跟這個故事類似，只是每個人的做法不同——有些人使用強硬的手段（例如射擊腫瘤、一塊塊敲掉腫瘤），有些人則是走溫馨路線（例如擁抱癌細胞，謝謝它們指出問題，客氣地請它們離開）。

　　於是，我也編造了自己的版本。我觀想自己變成個小人兒，站在自己的肩膀上，向頭皮上的皮膚細胞喊話。我說我很感謝它們這麼勤奮地工作，不過現在該去度假嘍——別再賣命

工作了。我當時的這個觀想內容聽起來傻里傻氣，簡直可以說是荒謬到極點。但我在挖苦完自己後，仍舊堅持觀想下去。

有一天，我去找靈氣療癒師時，跟她聊起我正在做的觀想。她給了我另一塊拼圖。乾癬已成為我日常的一部分，凡是與乾癬有關的習慣（例如拍掉肩膀上的皮屑）幾乎成了下意識的動作。她建議我「逆向」思考：把肩膀拍乾淨，正好給了頭皮製造皮屑的藉口！這讓我意識到，觀想只是其中一個（很重要的）環節。

另一個環節是我必須有意識地建立起「我**以前有過**乾癬」的明確態度，用以取代習以為常的「我**有**乾癬」的潛意識心態。所以，我不能習慣性地再去拍肩膀，不能在意那些皮屑。我必須從感覺到做法、從內到外，都認定自己已經沒有乾癬了。

這是最費力的一步。要戒斷二十年的習慣不是易事，但事實證明，只要有心去做，天下無難事。每一次當我察覺自己又要拍肩膀時，馬上就硬生生地把手縮回來；每一次我注意到衣服上有皮屑時，我學著不在意。這些當然不容易，有時也令人沮喪，但我堅持下來了，漸漸改掉了習慣。這些做法，再加上充滿愛的自我療癒，在觀想了差不多十二至十八個月後，我終於可以說「我以前有過乾癬」，而且我講的是實話。

如今，我已經擺脫乾癬大約有三年了。除了觀想，我還開始使用摩洛哥的火山礦泥來洗頭髮。我的髮型師說這種火山泥

會讓我的頭髮變多、變健康,也不會再長出一層厚厚的頭皮,絕對對我有益!我目前仍在使用這種火山泥,它也適合問題皮膚或敏感肌膚,我也很愛拿來洗澡。

這段經歷讓我窺見心智力量的零星片段……我們所知的部分,可能還不到心智真實潛力的一半。但我希望觀想早日成為現代醫學的重要手段,讓可能有害的治療方法成為備用計畫,而非第一選擇。我如此期待著!

黛比的故事:回到以前的老樣子

我被診斷患有一種自體免疫疾病,稱為廣泛性化膿性乾癬(generalized pustular psoriasis 或 von Zumbusch),這是一種可能致命的罕見乾癬。日本是全世界唯一研究過這種疾病的國家。

這場病是從二〇一四年二月的喉嚨感染開始,T 細胞開始鑽出我的皮膚,而不是正常地待在血液中執行它們的任務。我身上開始長出水滴狀乾癬,這種樣子的乾癬在女性身上並不尋常,尤其是年過三十的女性。但你知道嗎?我就是年過三十歲的女性。

三月時,乾癬在我皮膚上徹底失控了,我的胸部、腹部、背部、四肢都出現了斑塊狀乾癬。六月,我明明沒有曬太陽,但皮膚的外觀和觸感都非常像曬傷,這稱為紅皮性乾癬(erythrodermic psoriasis），我的皮膚發紅、發炎、疼痛。

同年七月，除了紅皮性乾癬，還冒出了膿疱（看起來像小水泡或嚴重的痤瘡），膿疱裡充滿了體液。我的皮膚不是每三十天更新一次，而是兩小時一次。膿疱則是每隔幾天就在皮膚上輪替一遍，當痛到連碰都不能碰時，我就住院了。我知道如果這病侵犯到肺部與心臟，康復的機會就很渺茫，還可能死於脫水。

到了八月，我開始使用免疫抑制劑氨甲蝶呤（methotrexate）。兩年多後的二○一六年十二月，我在大衛的研習營得知大腦經常無法區分真實與想像，於是我開始建立自己的日常處方，去看了一次醫生後，我停掉了免疫抑制劑。

我所設計並一直在做的觀想如下：我想像去敲免疫系統的大門，接著一群大塊頭的保鏢出來應門。我要求去見 T 細胞，然後就被帶到一個看來像洞穴的地方，而 T 細胞的外觀都是小小兵。我告訴他們，他們必須改變做法，只需要隨著血液到處巡邏就好，不必跑到皮膚外面。

T 細胞們異口同聲地回答：「我知道，回到以前的老樣子就行！」他們當中有一艘塑膠艇，有一個 T 細胞小小兵跳到艇上，隨著血液去巡邏。當他回來時，大聲嚷道：「還滿好玩的。」小小兵們歡呼起來，排隊等著要隨著血液游走全身。它們都跳上塑膠艇，開始巡邏去了。

　　我寫這封信的時間是二〇一八年三月。當初醫生告訴我，如果停用免疫抑制劑的話，病情會大爆發。結果沒有！醫生還說我每年至少要住院一次，但我至今還沒住過院！雖然我的皮膚上長過一些斑塊性乾癬，但幾乎不冒膿疱了。我停掉免疫抑制劑已超過一年，雖然我還沒有完全痊癒，但我相信再過一段時間，我會康復的。

肌痛性腦脊髓炎／慢性疲勞症候群

麗蓓佳的故事：觀想聖誕樹燈飾

　　二〇一二年一月，我被診斷為中度至重度的慢性疲勞症候群（又稱肌痛性腦脊髓炎）。我體力變得很差、身體虛弱，四十七歲時不得不從做得好好的工作退休，許多生活需求都要倚靠另一半。到目前為止，還沒有治療慢性疲勞症候群的療法。

　　二〇一三年十二月，我的伴侶建議我讀一讀大衛・漢密爾頓的《預見療癒》（本書第一版）。讀完後，我豁然開朗！我在護理和輔助療法已有二十多年的服務經驗，提供了我理解本書的基礎。我對書中的觀念心服口服，儘管我試過很多辦法都沒有用，但我相信觀想一定會奏效。

　　十二月十一日，我從一小時的觀想開始做起。由於聖誕節快到了，因此我觀想全身上下的每個細胞都像聖誕燈飾一樣亮了起來。細胞變得那麼明亮，散發出美麗的白色光輝。同時，我還想像每個細胞內的白光就是我的能量。每個細胞都注滿了深厚、強大的能量，就像充飽電的電池。我可以感覺到那股能量。我躺在床上平緩地呼吸，閉上眼睛放鬆觀想時，立刻就看到自己全身都亮了起來。

　　我連續三天做了一小時的聖誕燈飾觀想，終於讓自己重拾平衡狀態，「從疾病轉為健康」。我感覺到有一種協同作用調和了我整個身體，非常不可思議。第一天觀想，我就察覺到明顯的變化，到了第三天，我感覺到「黑暗的陰影」消失了。我自己做了點測試：我穿上泳衣，在聖誕節第二天的節禮日跳進海裡，這是英國特有的「節禮日浸洗」（Boxing Day Dip）活動。我一再確定，沒有出現慢性疲勞症候群的任何症狀，隔天也沒有，第三天也沒有。

　　連續兩個月，我每天都會觀想，一次約二十分鐘。在那段日子裡，我把「我是健康的、我很好、我充滿了活力」當成聖誕頌歌來唱，有時我的另一半還會跟我一起合唱。

　　我每天都會說或唱這樣的肯定語，持續了整整三個多月，每天多少回已數不清了。睡醒時、刷牙時、換衣服時、遛狗時，肯定語都會脫口而出。在我人生的那一段時間，這些話語

始終都縈繞在我心上,並在隨後的幾個月,不斷地補充我的能量。我可以展開新生活,享受更平衡的人生,似乎所有一切都自然地水到渠成了!

心血管疾病

琳賽的故事:把刻度盤往上調高

《預見療癒》第一版一上市我就買了,事實上,我從十幾歲起就開始讀這一類探討身心和觀想的書籍,第一本書是露易絲·賀的《創造生命的奇蹟》(*You Can Heal Your Life*),現在我終於明白原因為何了!

我在三十多歲時結了婚,並計畫馬上生孩子,卻沒能如願。但我「看得見」我的孩子們,在栩栩如生的夢境中,我看到他們已經準備好了要到來。

當我終於懷孕時,簡直激動到不行,就在過完四十歲生日後不久,我生下了一個可愛的男寶寶。由於孕期的焦慮,我在分娩時大量出血,直接送進了手術室。住在加護病房那幾天,我出現了心搏過快、呼吸困難等症狀。

接著,我被確診為原發性心肌症(idiopathic cardiomyopa-

thy），也就是心臟無法有效地將血液推送到全身。我的心臟
嚴重衰竭，接受了藥物治療及悉心的護理，但醫生告訴我，我
「極可能」撐不過十二個月。

我知道必須讓心臟的「射出率」（ejection fraction）* 數值
提高到五十五以上的正常範圍。我想像自己轉動一個刻度盤，
讓數值超過五十五。每回我經過家裡的暖氣刻度盤時，都會想
一遍把刻度盤調到五十五以上的畫面。暖氣刻度盤設置在我家
一樓的樓梯口，所以我一天至少會觀想兩次。觀想時間不長，
我只是把刻度盤想像是可以提高心室射出率的轉盤而已。我的
心靈之眼可以看見刻度爬到了五十五，然後再趕快轉到更大的
數值。看到我的人都說以一個身體狀況那麼糟糕的人來說，我
的氣色實在好到不可思議。

我還想像心臟科醫生告訴我，我的數值已經恢復正常，我
觀想自己容光煥發、健健康康的樣子。這更像是一個漫長的白
日夢，而不是一個架構完整的觀想，否則我應該還會想像與心
臟科醫生對話的情形，以及想像與親友報告好消息的情形，如
此完整的觀想會更真實、更有感情。畢竟我還要照顧小寶寶，
很難可以有一個不受干擾的完整觀想（只有在我深有所感時才

---

* 編按：射出率是衡量心臟泵血能力的一個參考指標，亦即測量每次心跳時心
　室輸出多少血液。

會這樣做）；不過，如果我情緒低落、感到憂慮或慌亂時，我也會做這種完整的觀想來反制，平均每週會做一次。

我去上了大衛「我聽見我自己」的線上課程，抽出時間和心臟對話，對它表示關心，我還經常買紅玫瑰送給心臟。

在確診一年後，我慶祝了兒子的第一個生日，核磁共振顯示我的射出率超過了五十五，從病情嚴重回歸到正常！事實上，我上一次的核磁共振數值已經達到了六十二。

目前，我還在用觀想進一步改善健康，我始終相信，凡是我們看得到的畫面，通通可以實現！我的心臟毛病還沒有完全解決（心臟依然肥大），因此我得再接再厲，讓心臟縮小一點。我現在經常觀想的情節是，心臟裡面有個迷你工人，讓心臟運作得更有效率！

凱文的故事：又大又圓的免疫細胞

我在房間用電腦處理完事情，拿出燙衣板。就在那短短幾秒鐘，右手拇指整個腫脹起來，變得很僵硬。

我的第一個念頭是血栓，那就絕對不能讓它脫落，萬一血栓跑進大腦或心臟就完了。我直接去醫院掛了急診，看著我的拇指開始發青，更讓我害怕了。

我被轉診到本地的一個全科醫生（醫院告訴我，由全科醫

生幫我轉診到醫院，會比我在急診室枯等來得快）。全科醫生仔細檢查我的手指和眼睛，說我發燒了，還說聽到心臟有雜音。綜合這些跡象，他認為我的心臟瓣膜可能有感染，萬一情況嚴重，就得做心臟瓣膜置換手術。

他接著說明，細菌可以在瓣膜上形成，以致瓣膜碎片剝落而造成血栓（他認為這是我拇指發青的原因）。他打電話給醫院，說必須馬上讓我轉診回去。這時，我的拇指完全變藍色了，而且仍然腫脹得很厲害。

我步行回醫院，想著人生無常，說變就變，前後也就幾秒鐘而已。我開始意識到自己可能會死。（這不盡然是壞事，但是啊，哇賽，那真的會讓你很焦慮，還有赤裸裸的恐懼！）

在急診室做進一步檢查時，醫生判斷很可能是心臟瓣膜感染。那天我在半夜才住進病房，排定第二天照心臟超音波和胸腔 X 光。

我哪裡睡得著，躺在病床上，滿腦子都是我這輩子想做而還沒做的事，恐懼地想著千萬別鬧到必須進行有致命危險的重大手術啊！我越是這樣想，心裡就越害怕。恐懼生生不息，直到我在心裡對自己大叫：「別再想了！」

我提醒自己，可以換個方式面對這件事。我跟自己達成共識，承認我很害怕、不壓抑情緒是 OK 的，但如果放任情緒大暴走，變成墜入漩渦的負面心態，對我的傷害會更大。我決定

不做心臟瓣膜手術，我可以治好自己。我不會死，不會容許恐懼惡化我的處境。我開始對身體說話，提醒它有多麼美好、多麼強大，還擁有療癒自己的驚人本事。我鼓勵身體啟動「超級療癒」的模式！

這時候，我腦海裡突然蹦出一個栩栩如生的畫面，讓我嚇了一跳。這個畫面是我在心臟裡面，看著其中一個瓣膜。我看到三個打開又嚴密關閉的部分，我在上面看到了細菌。

接著，我看到自己手上拿著一支高壓水槍（用來清洗路面的那一種），我心裡明白自己將要沖走瓣膜上的細菌。但我馬上意識到，如果出此下策，細菌有可能跑進循環系統裡自由行動，那麼將會造成更多的栓塞。接著，我突然看到大大圓圓的免疫細胞在不遠處建立了一道防線，我知道被沖下來的細菌會被它們攔截並吸收掉，避免細菌造成進一步危害。

於是我打開水槍，我以前就用過水槍，知道握在手裡的感覺，也知道高壓水柱沖擊到東西時的反彈力道。我用水柱沖洗心臟瓣膜，看著一個個細菌脫落，然後被圓圓胖胖的免疫細胞淹沒。

最後我迷迷糊糊地睡著了，但每當我醒來時，都會重播這些觀想情節，並用非常正面且有力的口吻向身體喊話。我鼓勵身體，對它所擁有的充沛能量與療癒能力有信心。我感受到自己的堅定決心，我不僅要健康、生龍活虎地活著，還要這樣健

康地度過漫長的人生。

隔天早晨，一位專科醫師與一組醫療團隊來幫我做檢查。神奇的是，我退燒了，拇指也開始消腫，沒那麼僵硬了。然後，我照了心臟超音波和胸腔 X 光，兩者都顯示我的心臟狀況良好，沒有細菌感染的跡象。

坦白說，我不確定在觀想前，我的心臟瓣膜是否有感染。但根據先前急診醫師及全科醫師對於我所有症狀的診斷，都找不出瓣膜感染以外的解釋。我只能說，至少觀想讓我建立了正面的心態，消除了我的恐懼。但往深處想，觀想說不定救了我一命呢。

海倫的故事：有天使翅膀的粉紅愛心

兩週前，醫生說我肚子裡的寶寶心律不整，每分鐘心跳一百六十七下。我開始每天做療癒工作（想像自己進入寶寶心臟的細胞，把有天使翅膀的粉紅愛心放進去，愛心上還有「正常的規律心跳」這句話），然後昨天醫生告訴我，寶寶每分鐘的心跳已經降到一百四十七下，正常且規律。我不確定這是否是我給予的愛和療癒帶來的效果，但我願意這麼想。

226 | 預見療癒 How Your Mind Can Heal Your Body

芙蘿拉的故事：貪吃鬼吃掉膽固醇

　　大約九年前，我的身體很不舒服，以為自己得了大腸癌。所有檢驗都是陰性的，但在檢驗報告出來之前，驗血顯示我的膽固醇高得危險，而且左側頸動脈有一處堵塞。至於腸道問題，則是體內膽固醇含量過高造成的。

　　有個醫生還聽了我的心臟與頸部聲音，當時我覺得他這麼做很奇怪。他後來告訴我，從他在蘇格蘭執業開始，總會檢查病人是否有心臟病與中風的潛在風險。多虧了他的細心，才檢查出我頸動脈的堵塞，而這也是我經常頭暈的原因。

　　那時的我對膽固醇問題一無所知，但我按照個人習慣，盡可能多看一些資料。我的膽固醇數值是十一，醫生開了司他汀（statins）給我。雖然我吃素，卻熱愛起司、奶油、鮮奶油，所以我把這些全都戒了，體重也因此減了六公斤。

　　大約九個月後，我跟醫生說我肌肉疼痛、容易累，醫生束手無策後，懷疑我可能是中風，就將我轉診到醫院。有一天當我睡醒後，發現左側身體不能動。感謝老天，不是中風，而是司他汀藥物癱瘓了我的肌肉。

　　因此，醫生打算換成其他種藥，但被我拒絕了。我是露易絲・賀的忠實讀者，我堅信正向思考的力量，因此我擬定了自己的觀想練習。我想像頸動脈的堵塞，很想炸掉它，但又覺得

這不是個好點子，因為我不想讓碎屑在動脈裡流動。

許多年前，我女兒玩的第一款電腦遊戲叫作「帕基」（Parkie），在遊戲中，你是「帕基」，必須趕在「那玩意兒」們把花吃掉前繞著花床逮到它們（那玩意兒是一顆黃球，它會像嘴巴一樣打開把花吃掉）。因此，我想像堵塞緩緩溶解，而好細胞就像那些「貪吃鬼」一樣，會過來吞噬掉溶解的膽固醇，讓膽固醇離開我的身體，安全地排出體外。

結果我的觀想成功了，堵塞消失了。我現在還是靠著正向思考、飲食和運動來控制膽固醇。

暈車

派特的故事：想像自己含著薑糖

從小我搭巴士一定會暈車，吃暈車藥也沒用。我經常會去愛奧納島（Iona），這座小島是蘇格蘭內赫布里底群島（Inner Herbrides）之一，必須搭上穿越默爾島（Mull）的巴士才能到達，因此這趟旅程總是讓我心生恐懼。

有人建議我吃薑糖——竟然有效。但有一天，就在我搭上從奧班（Oban）到默爾島的渡船後，才想起我竟然忘了帶薑

糖。想到等一下要搭巴士我就害怕。上了巴士以後,我立刻想像自己拆開包裝袋、拿出薑糖,然後送進嘴巴裡含著。我順利橫越默爾島,一路上都沒有暈車。

久而久之,我搭巴士時甚至不用觀想也不再暈車了。有一次,從奧班到格拉斯哥(Glasgow)的火車客滿了,我改搭長途巴士也沒暈車。現在,不管路途多遠,我搭巴士都不會有問題了。

病毒疣╱足部疣

凱文的故事:建立安全防護網

不曉得怎麼回事,我右腳的大腳趾內側長出了一顆疣。這顆疣具備了所有的典型症狀 ── 隆起的皮膚有一塊黑色的中心,那是生成疣的病毒據點。我很想使用藥房賣的冷凍除疣工具,但問題是疣長在敏感的腳趾部位,我不敢動手。

因此,我決定試試觀想。我坐下來,閉上眼睛,全身放輕鬆。我設定好意圖,希望得到一個解決這個問題的觀想畫面。我的腦海中幾乎立刻浮現出清晰的畫面:我站在足部疣下方,可以看到疣的黑色中心就在我上方。

　　突然，疣的底部變成了建築工地！在疣與下方皮膚之間，出現一張縱橫交錯的安全防護網來保護下方皮膚。防護網看起來像金屬織成的，周圍澆注了混凝土來補強，最中間則包圍著那顆疣。我的意圖很明確，就是病毒絕對無法穿越這張以皮膚製成的防護網。事實上，這一層防護網緩緩上升，將疣從腳趾上推出去。雖然我只觀想過一次，但它卻非常清晰有力，帶著堅定的意圖。

　　大概一週後，我洗完澡，想著那顆疣不曉得怎樣了。當我看到疣的黑色中心還在腳趾上時，心裡真的很失落。接著我好奇地伸出手，用指甲去摳那塊黑色中心的兩側，它竟然掉了下來，而且底下的皮膚已經差不多癒合了。

托梅克的故事：跳舞消滅病毒疣

　　我腳上長了兩顆大疣，左腳那顆幾乎占據整個腳趾表面。大衛說我可以試著透過觀想來治療，我照著做了，結果它們真的消失了。哇噻！那兩顆疣已經存在五、六年，我幾乎試過了所有方法（燒灼、藥物及草藥）都沒有用，但現在，它們真的不見了，而我正要去做腳底按摩——哈哈！

　　一開始，我在觀想中，想像著用酸性物質來燒灼它們。有時，我只是用刷子刷一刷，有時則是用水槍噴射酸性物質。一

週後,就有了令人印象深刻的效果。接下來,我還觀想腳掌和大腳趾只有健康的皮膚,沒有任何疣,有時也會想像自己正在電灼疣。

對了,最棒的部分是,我經常(一天兩、三次)在公司、家裡或車上跳勝利之舞,自己玩得很過癮。

我也察覺到,以前我總是用很負面的心態去看待疣。每次女友勸我盡快去處理那兩顆疣時,我總會說:「我才不要,反正不會有用的。」因此,我十二萬分地感謝你。

紅斑性狼瘡

琳恩的故事:內在的美麗野獸

一九七八年十二月,我得了流行性感冒。我很討厭感冒,因為只要一感冒,我就全身痠痛,什麼事也做不了,就像個慘兮兮的廢物一樣。於是,我跟自己發誓再也不要感冒了!我真的做到了,而辦法就是觀想和肯定語。每一年,我都會鄭重聲明今年我會健健康康的,不會因為流感臥床休養。

從一九七八年起的每一年,只要一察覺自己似乎出現感冒或流感的徵兆,我都會馬上觀想免疫系統是我專屬的軍隊。一

開始，「琳恩大軍」是配備弓箭的武士，但幾年演化下來，他們已經成為光之鬥士，會發射出紅色光束來殲滅入侵的敵人，隨後再用藍光進行療癒、用綠光進行再生。我觀想自己在一顆泡泡裡，泡泡的顏色是各種深淺的藍綠色交替出現。

但我沒料到會罹患另一種疾病，並於二〇〇二年聖誕節前夕確診。當時我因為腎衰竭住院，切片檢查發現是系統性紅斑性狼瘡或全身性紅斑性狼瘡。這是一種自體免疫疾病，是免疫系統攻擊自己的身體造成的。換句話說，我的軍隊叛變了！

住院四個月期間，我實在太虛弱了，除了睡覺什麼都做不了。我接受了包括化療在內的各種有毒的放射性藥物治療，每週還必須洗腎三次，一次四小時。

我是個注重靈性的人，在那段期間，我可以感覺到天使們圍繞著我、保護著我。我想，這應該是我的潛意識對於自己漸漸信任起那些照護者的一種解讀。我清醒時，確信有一道彩虹光環繞著我、療癒我、保護我，我從未懷疑過自己能從這場磨難中康復過來。

當我終於出院時，身上的肌肉已經萎縮到無法走路。我討厭被限制在輪椅中，以至於一再夢見自己自由自在地奔跑，享受著風吹動頭髮的快意。當時我的頭髮已經因為化療的副作用而掉光，因此這樣的夢應該算是相當正面的了！

從這個夢開始，觀想時我刻意想像自己走路的樣子，並在

現實生活中落實——每週把步行距離都拉長一點，直到終於擺脫了輪椅。以前還沒生病時，我喜歡每天散步十二公里，我離這樣的散步距離還很遙遠，我依然是登記有案的殘障人士。但是觀想帶給我希望，我相信自己的行動能力會日漸改善。

因為紅斑性狼瘡，我不得不重新檢視了自己的觀想方式。兵變是軍隊內部不和諧所致，於是我開始從另一個角度看待我的病痛；狼瘡的拉丁文意思是「狼」，我對神話的興趣，對我學習如何處理病痛發揮了很大的作用。以下摘自我為慈善機構「英國狼瘡」（Lupus UK）官方雜誌《新聞與觀點》（*News & Views*）寫的文章，標題是「內在的美麗野獸」：

在從小到大的漫漫歲月裡，神話始終令我著迷，尤其是變形人的傳說：人類可以將自己變形成動物、鳥或魚。成年以後，我把大半的時間用於各種靈性訓練上，包括走上薩滿之路並學習力量動物 * 的知識。

多年前，我遇到了自己的力量動物，她以一頭披著銀灰色毛皮的美麗野狼出現在我眼前。我們一起旅行，她教會了我許多事情。在北美印第安人的傳統中，狼是導師，

---

* 編按：力量動物（power animals）是以動物形式顯現的指導靈，不同動物帶給你的力量也不同，例如獨角獸代表創造力、貓頭鷹代表智慧、直覺，而蛇代表改變與長壽。

吉卜林（Rudyard Kipling）在《叢林之書》（*The Jungle Book*）系列故事中就採用了這個概念。阿卡拉是撿到孤兒毛哥里的公狼首領，將毛哥里視如己出。這也是童子軍運動為什麼會用這個名字來稱呼他們的團長。

在凱爾特（Celtic）神話中，狼是導師，是自然之神塞努諾斯（Cernunnos）與分娩女神布麗姬（Bridget）的同伴；這兩位神祇都會以狼的形象出現，穿梭於不同的世界。對狼來說，溝通與群體是最重要的。公狼與母狼憑著自身的教導與領導能力，被推舉為當家老大，因此在狼群成員之間，合作是極為重要的特質。而大部分人也認為，這些特質是維繫社會和諧的必要條件。

對我來說，紅斑性狼瘡不只是一種疾病，也是棲息在我之內的美麗野獸。就像面對任何野生動物一樣，我必須小心翼翼地接近她；她需要特殊的照顧與考量，但她很樂於接受偶爾來一塊牛排的貢品！如果我讓她操勞過度，她會發出狼嗥，讓我為自己的粗心付出代價，於是我便會曉得要收斂，讓她安靜休息一、兩天。

有時，我會退到一旁端詳著她；她狂野凶猛，卻又美麗而睿智，我也明白她要把最寶貴的一課傳授給我和那些致力於狼瘡研究領域的人。儘管我曾經粗心而沒有善待她，以致讓我帶著傷疤，但我還是愛她。她是我的一部

分，我知道只有當我學會了正視她與我的需求時，我們才能並肩同行。

我將這個疾病想像為另一個自我，這可以幫助我調適與狼瘡共度的生活。出院六個月後，我的主治醫師說比起以前病重的樣子，我現在的狀態實在不錯。如今四年過去了，病情終於緩解，我不再服用紅斑性狼瘡的藥物了。

發炎

娜塔麗的故事：增強藥效的魔法藥水

我罹患了先天性結締組織異常第二型（Ehlers Danlos syndrome Type 2，俗稱鬆皮症），這是一種遺傳疾病，它還同時引發了一種稱為貝賽特氏病（Behçet's disease）的自體免疫疾病，與紅斑性狼瘡是同一類。這些疾病會導致關節、臟器、眼睛、耳朵、嘴巴等部位的廣泛疼痛與發炎。多年下來，我一直透過每天的觀想才能維護好自理能力。

舉個例子，十八個月前我的左眼發炎，觀想就為我帶來了明顯的改善。那時我的左眼腫脹，幾乎無法視物（這些年已發生過很多次，但這次特別嚴重：發炎擴散到了臉部和左耳）。

　　如果不去醫院打針，就不能使用抗生素，而診所的眼科醫生擔心發炎會波及眼角膜和其他部位，造成永久的視力喪失，當天就把我轉診到眼科醫院。那裡的專科醫生想用手術治療，但問題是我的眼睛發炎又腫得太厲害，不能立刻開刀；於是他開了抗生素藥膏給我，並囑咐我每天去眼科診所檢查，一週後再回醫院，但如果病情繼續惡化，就要趕快回去找他。

　　醫生還說，腫脹已經壓迫到眼球，而且日後還會變硬，因此一旦周圍的發炎減輕，就必須趕緊切除。

　　我不想讓病情惡化，因此除了遵循醫生的建議外，每天會花一個小時（有時更久）按摩患部，觀想藥膏滲入皮膚，溶解眼睛周圍腫脹處的結晶。我也想像自己喝下可以增強藥效的魔法藥水，讓免疫系統冷靜下來，同時啟動必要的身體細胞來展開療癒工作。

　　我反覆誦念以下的肯定語：「我完全相信身體有自我療癒的能力。」我想像感染從腳底被沖進地球，然後被轉化。我可以看到所有細胞都在快樂工作著，咻咻咻地行動起來治療我。

　　最後，不但發炎減輕了，眼睛也開始消腫——因此我詢問平常去的眼科診所是否還要回去醫院。我們打電話給醫院的主治醫生，他說仍然要開刀切除，於是我回去醫院報到。當他看到我時，一副不可置信的樣子。他說，在他這麼多年的行醫生涯中，還沒看過這種類型的腫塊不必動刀就自己消失了。

他仔細地檢查眼睛內部，肯定腫塊已經完全不見了，開刀只會造成其他問題。他的原話是：「嗯，我不曉得妳是怎麼做到的，但是請保持下去，不管是什麼方法，有效就是有效。」我老實告訴他我用的方法，他說自己從來沒聽說過，但反正有效就行了。一個月後，完全看不出來眼睛曾經有過腫塊了。

兩週前，相同的狀況捲土重來，我馬上開始同樣的觀想。這一次，我在週一去眼科檢查，到了週五時症狀已經全面解除，沒有必要去醫院。

上星期，有一名專科護士問我如何處理先天性結締組織異常第二型引發的各種問題，我回答說是冥想和正念。她聽完後說道：「原來這就是妳能夠堅持下來的動力啊。」

花粉熱

伊莉莎白的故事：不要硬碰硬

多年來，我都有嚴重的花粉熱，每天都要服用抗組織胺。我決定試試觀想，在觀想了一、兩次後，在最近八個月裡，需要抗組織胺的情況只有兩、三次。在夏天結束前，我都沒有出現花粉熱的症狀。

觀想時，我看到一個小小的「我」進入了免疫系統，我想像免疫系統是由好幾百個小小人組成的。我走向他們時，因為霧氣有點重，我看不清楚他們，他們也看不清楚我。正因為如此，免疫系統開始攻擊我，擔心我是惡意的侵入者。一等到霧氣消散後，我們都看清了對方，我說：「嘿，是我啦，我們沒必要打起來。你們不用緊張，只要好好維護我的健康就行。今天就先休息吧。」

然後，我看到他們的老大向全體人員吆喝：「啊，妳是伊莉莎白——我們不用打了。」他的手下歡呼起來，有的去打網球，有的躺在床上曬太陽。我抱了一下免疫系統的老大，然後跟他道別。

減重

塔瑪拉的故事：自爆小精靈

我這輩子都在為了超標的體重苦惱。我應該說體重曾經是我的安全網，是將傷痛擋在外面的屏障。最後我鄭重地決定，我不再需要額外的體重了。

因此，幾個月前，我開始想像一個長得像小精靈的東西正

在吃我的脂肪細胞。從一月起（三個月前），我已經減掉差不多六公斤了。這是一個漫長的過程，除了有時我會注意到飲食習慣在不知不覺改變外，其餘的生活習慣倒是沒有改變——仍然跟以前一樣忙亂。

平均算起來，我一週會觀想五次，通常是在每晚入睡之前。當然，也有一整天都不觀想的時候。至於觀想內容，就是一些類似小精靈的東西在我身體的某些部位吃脂肪，吃著吃著就爆炸了，然後徹底消失。

我還觀想有一些小精靈把大腿和腰部的脂肪搬移到乳房（你應該知道，女生減肥時第一個瘦掉的就是胸部，但我卻因為觀想還升級了半個罩杯，真的很神奇），然後我觀想皮膚變得更緊實。最後，則是全身掃描及修復，以提高新陳代謝，並檢查有沒有哪個部位跟整個身體失去協調。

到目前為止的成績是：四個月內減掉了九‧五公斤；原本穿二十二號的衣服還嫌緊，現在可以舒服地穿二十號；升級了半個罩杯；本來至少要睡八小時才能睡飽，現在睡六個小時也不覺得累；沒有再長出新的肥胖紋！

此外，我想吃什麼就吃什麼，餓了就吃——包括外賣（我是個大忙人）。不過，我對巧克力、糖果之類的東西似乎失去了興趣，也比較容易有飽足感。大腦與心智堪稱是兩件驚天大神器！

甲狀腺機能低下

潔琪的故事：甲狀腺以百分之百的效率工作

幾年前生下第二胎以後，我開始越來越不像自己，我很確定自己罹患了甲狀腺機能低下。我出現大量的症狀，包括掉髮、情緒低落（完全不像我）、便祕與嚴重脹氣、一年內有九次尿道感染、體重增加（雖然飲食健康，還定期做運動）、濕疹、關節痛、偶爾會四肢與面部麻痺、鼻涕倒流、極度疲倦，以及老是肚子餓。

我反反覆覆地看門診，醫生只是一再強調我的甲狀腺功能仍然在標準範圍內，所以他們愛莫能助。這時候的我已開始懷疑，會不會罹患了肌痛性腦脊髓炎、纖維肌痛症或多發性硬化症之類的大問題，但既然醫生無計可施，我也只能繼續過這樣的日子，並接受自己簡直像變了一個人的現況。

幾年後我四十歲，做了全身的健康檢查，負責抽血的護士看到我的病歷資料，就在我的血液樣本上註記要做甲狀腺檢查。化驗結果出爐，我的甲狀腺機能低下。我很高興終於確診了，也拿到了左旋甲狀腺素的處方藥——我本以為會藥到病除，解決我多年的健康困擾。但是，真正的故事這時候才開始。

藥效大概只維持了三個月：我恢復了精神，重新長出頭

髮，減掉了多餘的體重。但三個月後，一切又回復原狀，在我看來是藥物失靈了。看了《預見療癒》（第一版）後，我知道想法會強烈影響甲狀腺的功能及藥錠的效果。

我恍然大悟這些年來自己都做了些什麼：不停地說甲狀腺罷工了，後來又認定藥錠沒有效果，這些想法只會拖累甲狀腺的功能！我意識到既然意念的力量如此強大，我正好可以逆轉局勢，就像許許多多的人那樣透過觀想來改變自己。

這就是我所做的。每天（有時一天好幾次）我都會觀想甲狀腺像心臟一樣搏動，生龍活虎地運作著。甲狀腺搏動時，我想像著美好的金色甲狀腺素在全身流動。這樣的日常觀想持續了快兩個月。

為了進一步加強治療，我添加了其他元素，比如想像腸道在搏動，以及用一把爆能槍*射出銀色閃光來清除堵塞，最後全部由迷你掃雪機移走。我想像銀色的火花瓦解腹部的多餘脂肪，然後我會緊跟在後使用蛋糕抹刀刮掉脂肪，就像撫平蛋糕上的糖霜那樣。

我還多加了肯定語。每天早上沖澡時，我會一遍又一遍地肯定：「我的甲狀腺以百分之百的效率運轉，我的甲狀腺功能完美無瑕，現在我可以安全地減重了。」我一邊誦念肯定語，

* 譯註：電影《星際大戰》使用的武器，能將光束增強為有殺傷力的能量束。

一邊想像甲狀腺在搏動，而金色的甲狀腺素在全身流動，然後我會面帶笑容。只要我一有空，就會誦念肯定語。我堅持這一套做法，也持續了近兩個月。

我第一次注意到成果是在三週後：我的精力回來了，體重開始下降，而這種狀態持續了兩年。每當我感覺到體力開始變差，就會重拾觀想和肯定語，一、兩天便會恢復正常。積極、正面的想法與意念如此強大，實在讓我感到驚喜又敬畏。

去年二月，我的狀態又變差了，但相同的觀想卻沒有讓我回到健康的狀態。我認為一旦心智判定某個做法無效，就必須嘗試新方法，因為負面的信念已經壓垮了你可以用來扭轉的信念。我發現自己的鐵質濃度偏低，影響了甲狀腺功能，因此我開始調整飲食來反制，還找了順勢療法的治療師來改善腎上腺疲勞的狀態。

聽完大衛的講座之後，我建立了一個新觀想。當我每天冥想時，都會想像自己在打磨一顆石膏球，以消除「我的身體不能回到正軌」的消極信念。石膏球越磨越小，順便吹走磨下的那些粉塵，一直磨到薄薄一片後，再細細磨到一點都不剩，終至消除了全部的消極信念。

接下來，我會把注意力集中在正面的肯定語：「我的甲狀腺功能良好，內分泌系統完美平衡，我很安全。」我一邊念肯定語，一邊觀想甲狀腺、腎上腺、腦下垂體上都有一個快樂、

積極、笑咪咪的小臉蛋。在甲狀腺上面的那張笑臉，打開了一個小開關，金色的甲狀腺素便開始在體內流動。

觀想時我會全程面帶微笑，想像著觀想的內容真的發生了、真的起作用了。我每天都會肯定身體是平衡的、甲狀腺的功能正常。我相信只要專注於正面的想法，就可以回歸之前的良好狀態。我也知道，意念的力量可以讓我改變自身的狀態，得到我想要的健康。

* * * *

你也可以做到

從這些經驗談，可以看到每個人都有自己的獨門觀想技巧，我們在前面也提過，沒有所謂「正確」的觀想，只看你是否適合。

多數時候，或至少是在罹患嚴重疾病時，人們是把觀想當成治療方式的一部分。而根據先前提過的研究，我相信觀想確實對這些人有幫助。最起碼觀想不僅帶來了康復的希望，觀想時還能真正放鬆下來，因此可以減輕壓力。

在這本書中，我盡自己最大的努力以簡單、平實的敘述方式來解釋身心連結的科學，並傳達心智影響身體的各種方式。我引介許多科學研究的原因，主要是希望你在觀想時會對自己

更有信心，相信自己的觀想可以改善現況。

　　觀想可以改變大腦的細微結構，拓展或縮小腦圖（心智圖），並影響免疫系統，在許多個案中，甚至可能因此改變了疾病的進程。冥想時，將注意力集中在呼吸上，可以影響一千多個基因；想著所愛的人，會擴張動脈、降低血壓，以及增強免疫系統。

　　如果這些你都能做到，我很好奇你還會迎來哪些驚喜！

　　不要小看你的能力，但我也不希望給你虛假的期待，與此同時，我確實認為你能夠創造希望，尤其是對於那些企盼希望的人。我想，這跟每個人決定如何運用自己的心智有關。

　　或許，我們能做到什麼，主要取決於我們願意相信什麼。

　　如果你是虔誠的教徒，或許可以從耶穌基督的話語得到慰藉。當他醫治盲人時，耶穌摸著他們的眼睛說：「照著你們的信給你們成全了吧。」（馬太福音第九章二十九節）請注意，他說的是「照著你們的信」，我相信所謂的奇蹟，總是始於自己的心。

【結語】
愛的強大力量

「哪裡有真愛，那裡就有奇蹟。」

——薇拉‧凱瑟（Willa Cather），美國作家

關於療癒，我還想提一件事，由於它療癒身心的力量極其強大，我認為值得另闢一章來談。我指的是愛，愛滋養靈魂。

亞倫的壓力有千斤重，不僅財務狀況左支右絀、跟老闆關係不好，原本預期的加薪也泡湯了。對他來說，每一天的生活都像噩夢。當他還在為擺脫不掉的焦慮、恐懼及擔心苦惱時，他暗戀多時的女孩卻出乎意料地向他告白了。那一瞬間，亞倫的所有苦惱都煙消雲散了。

當然，他的處境還是老樣子，但是感覺完全翻轉了。忐忑不安、焦慮、恐懼，都在一夕之間消失無蹤。

愛會改變我們看待世事的看法，這就是奇蹟發生的地方——我們的內在。愛深入我們的內心，觸動我們的靈魂，於是生活變得不一樣了，看起來更輕盈、更明亮。

對於身心連結的多年研究，讓我確信許多疾病都與情緒痛苦有關，情緒痛苦甚至可能是某些疾病的根源。在這種情況下，唯有愛可以在療癒中發揮力量。

最容易感受到愛的關係，顯然是親密關係。感情是靈魂的食糧，是人生經驗的基礎。沒了愛，生活將會失去意義。當然，儘管我們通常把感情限定為愛情這種浪漫的關係，但事實上，在各式各樣的人際互動中，我們全都能感受到愛。父母愛子女、朋友彼此友愛、親人之間的關愛，以及我們對動物的寵愛，這些全都是愛，只是風格及表達方式不一樣。

創立植芝合氣道道場（Aikido Schools of Ueshiba）的日人五月女貢（Mitsugi Saotome）在《合氣道與天道的和諧》（暫譯，*Aikido and the Harmony of Nature*）一書中寫道：

> 倘若你在天地間孑然一身，沒有人可以說話，沒有人可以共賞美麗的星辰，跟你一起歡笑、彼此碰觸，人生又有何意義？是另一條生命、是愛，賦予了生命的意義……我們必須去發掘彼此的快樂、挑戰的快樂、成長的快樂。

如果人生真有所謂的目的，我相信必然是更深刻地體驗愛。許多人在生命最後的日子裡，都會思考自己生命中最重要的是什麼。大多數的人會說是感情關係的品質，是他們與所愛

的人一起度過的時光。其他的，都只是枝微末節。

　　當我們體驗到愛的同時，也會體驗到心靈、情感及身體的療癒。這並不是說只要有了感情，就能治癒嚴重的疾病。但是愛——真正的愛——將會改變我們在病中的體驗。許多原本以為重要的事，似乎不再那麼重要了。我們將會發現，真正重要的是什麼。

　　壓力會催化身心的病痛，而感恩並真正尊重各種形式的生命，則會淡化壓力。假如我們需要做點實際的事情來讓身體得到療癒，那麼感恩的心將會讓我們立於一個行動前的完美之地。我們可以調用的能量、活力、動力，比任何時候都要更多。

　　愛豐富了我們，讓我們永遠都比現在更好。愛擴展了我們，讓我們永遠都在成長。我們成為了一直渴望成為的那種人，本該如此。

　　有時候，是我們所愛的人看見了我們更多不同的面向，是他們幫助我們成為這樣那樣的人，而我們也反過來幫助他們。

　　羅伊・克羅夫特（Roy Croft）的詩〈愛〉是這麼寫的：

我愛你，
不只是因為你是一個怎樣的人，
還因為，跟你在一起時，
我變成怎樣的人。

當然，感情與所有事情一樣，都需要持續關注，持續下工夫。如果沒有偶爾的挑戰，讓我們全力以赴，我們又怎麼會成長？莫琳‧松村（Molleen Matsumura）在熱門的建議專欄「甜蜜的理由」（Sweet Reason）寫道：

> 愛就像篝火：有可能很快就被點燃，並開始迸發出熊熊的熱量，卻很快就燒完了。想要維持長久且穩定的溫暖（伴隨著不時爆發的愉快又熾烈的熱量），你必須小心地照顧好篝火。

美國奇幻小說家娥蘇拉‧勒瑰恩（Ursula K. Le Guin）對此有另一種表述：「愛不是像石頭一樣靜止不動，而是像麵包一樣被創造出來，時時刻刻都在重做，不斷更新。」

而且重做是有技巧的，這來自於生活體驗的磨練。我們學會為了照顧別人的需求，必須偶爾將自己的需求放在一邊。全天下的父母都明白這個道理，兒女的福祉永遠優先。在愛情關係中，隨著情感升溫，我們也會放下個人的需求，來為愛人的需求盡一己之力。對於傾聽的渴望，取代了追求正確的需求。而我們從中發現了巨大的喜悅，體驗到了深刻的療癒。

我學會了愛是最複雜的，也是最單純的；我學會了什麼該做，什麼不該做，也學會什麼才是最好的，學會敞開心來表達

自我，以及如何回應所愛者的情緒。這些「功課」可能很棘手，但如果愛是明智的，想一想它會怎麼做，我們再做出相同的選擇，那麼仔細想想，愛其實一直都非常簡單。

只是我們讓愛變複雜了。

我們不必等到走進一段浪漫關係，也能嘗到愛的滋味。愛無處不在。事實上，愛就在我們之內。我們可以自由選擇如何去體驗生命中的每一刻，無論它們以何種形式出現，都能讓我們體驗到愛。

愛的體驗有很多種形式，你可以善待陌生人，可以給擦肩而過的人一個微笑，可以與動物共度時光。只要你凝視過動物的眼睛，你就會明白我的意思。

感恩的力量

「幸福不能轉移，不為人所有，無法贏得，不會磨損，也不會被消耗掉。幸福是每時每刻充滿愛、恩典和感激的靈性經驗。」

——丹尼斯・魏特（Denis Waitley），勵志演說家

曾經有朋友告訴我，感恩在三十天內翻轉了他的人生。當

時他很沮喪，已經鬱悶了好一陣子。有一天，他決定嘗試一項簡單的練習。他要每天寫下五十件感恩的事情，並持續一個月——三十天。

凡事起頭難，一開始他要非常努力才能擠出五十件事情來寫，有時得耗上一整天。他會在早上寫一些，然後想到什麼就加上，反正到晚上就寢前一定會湊滿五十件。幾天下來，他越來越得心應手。兩週後，他的狀態好到可以一天列出七十五件感恩事項。一個月終了，他已經變了一個人。

有趣的是，正如通常的情況一樣，當我們的內在變了，外境似乎也會跟著改變。不久，他就遇到了夢寐以求的對象，也得到一直企盼的工作。

何不跟隨他的腳步也練習三十天，瞧瞧你的生活會出現多大的異動？如果你生活得不如意，或許一開始要列出五十件感恩的事情會很困難，但一定會漸入佳境的。等到感恩的力量在籠罩著你的堅硬外殼上劃出一道裂縫後，光明就會從裂縫中穿透進來，照亮你的人生。屆時，你的生活經歷將會大為改觀。然後，你的人生就改變了。

多盡一份心的美好感染力

有一次，我與伴侶伊莉莎白開著車行駛在蘇格蘭與英格蘭之間的高速公路上。我們彎進休息站的餐館吃早餐，兩人都顯得疲累，因為我們一大早就出門，而且出門前幾天都非常忙，沒怎麼睡。

但是那個為我們送上早餐的女孩，把我們的倦意一掃而空。她在一個長長的櫃檯後工作，我們都還沒到收銀台結帳，她就已經端出了我們的餐點。她帶著溫暖的笑容，親切地招呼我們。她的真誠、善意及正向的態度，彷彿一陣清新的小雨洗滌了我們的疲憊。

我想她看得出我們累壞了，因為她給我們的早餐分量特別足，還附贈了令人愉悅的態度，那正是我們需要的。就在短短幾秒鐘裡，我跟伊莉莎白就覺得神清氣爽，早餐都還沒下肚呢。是這個女孩的個性與和善的態度，讓我們振奮了精神。

用餐時，我看到桌上擺了一張顧客意見表。意見表主打餐廳正在推行的一項企畫，稱為「多盡一份心」。如果顧客覺得員工在提供服務時做了額外的努力，可以在表格上給出正面評價。我們剛剛就體驗到了優質的服務，因此主動填寫了表格。

表格要填寫員工的名字與日期、時間，但我們沒有注意到那位女服務員的名字，因此離去前，我們回到櫃檯想看一下她

的名牌。問題是當時餐廳的客人不少，她正忙得分身乏術，頻頻轉身背對著我們，所以我們沒能看到她的名字。我得承認，當時我曾經想過算了，因為跟著一群飢腸轆轆的人站在一起，感覺有點小尷尬，況且有些客人還以為我們想插隊呢。

但在現實生活中，愛常常會提供我們跨越舒適圈的機會。我們要麼把握機會，藉此成長一點，要麼轉身走開，等待下一個機會。

我決定抓住機會，對著面前的女孩大聲問她的名字。我告訴她，我要填寫意見表，因為我們很感謝她為我們帶來的好心情。就在那一刻，她的臉開始發亮，笑容幾乎擴大到整張臉。一時間我的熱血上湧，向幾位在排隊的客人提起手上這張表格。我說：「她的笑容很可愛吧？笑臉迎人……實在是一流的待客之道！」他們這會兒也都笑了。

碰巧，女孩的經理來了。既然我好運連連，哪能就此打住。於是，我當著大家的面前，告訴經理我在表格上填寫了什麼內容，經理聽了也展顏一笑。在場的客人似乎都不在意我妨礙了隊伍的移動，那是一個小小的魔法時刻，每個人都參與其中。

經理說她很高興收到了正面的回饋，顯然，我們是第一個這樣做的客人（不曉得該企畫是何時開始的）。她說他們只會收到怨言，能夠得到正面回饋非常難得，況且還是當面講的。

我敢肯定，滿意服務品質的客人一定不在少數，只是他們

沒有填寫意見表。大部分的人只會在投訴時才這麼做，這不是很奇怪嗎？在你認識的人裡面，有多少人會在享受了美味餐點後，寫一張卡片表達感謝呢？又有多少人在餐點不如預期時大聲抱怨呢？

缺少了任何形式的正面回饋，人們不會知道自己的表現有多優秀，也不知道他們的工作可以帶給別人何等美好的感受。這無異於剝奪了他們知道的權利，我想我們應該勇於表達。

俗話說「會吵的人才有糖吃」，很多時候為了迎合少數人，我們被迫改變了規則與立場，因為有怨言的人往往會小題大作。我想，這個世界需要更多感恩的聲音。我們要為美好的事物發聲，要讓善良的聲音能夠振聾發聵，讓世界變得更美好。要是我們能多盡一份心、多說好話、多做好事，我想我們真的可以給他人的生活帶來巨大的改變，也給我們自己的生活帶來巨大的改變。不要只有不滿時，才能聽見你的聲音。

你是否注意到，助人是一件多快樂的事？那是善良的附加作用。我喜歡這樣的附加作用，而不是藥物的副作用。我在《善良的五種副作用》一書中，就提到了這些正面、有益的副作用。順帶一提，隨著善良而來的附加作用，包括更快樂、心臟更健康、減緩老化、改善人際關係，而且還有重要的一點：善良是會傳染的。

說到傳染力，你說的每一句好話、做的每一件好事都會產

生影響。就像池塘裡的睡蓮葉片會隨著波浪起伏，每一個善舉也會在社會上泛起波紋，不論那波紋看似多麼微小，卻會不斷向外擴散，照拂到的人遠遠比你所接觸到的人更多更廣。

發送出你的心意

「愛能醫人，無論是施予者或接受者。」

——卡爾・梅寧格（Karl Menninger），精神科醫師

我很喜歡「彈射」善意。走在繁忙的街道上，看到某個神情悲傷的人，我就會想像自己彈射了一顆小小的善意之球過去。我觀想著這顆小球騰空而過，落在他們身上。為了增加效果，我通常還會彈一下手指，就像把善意之球彈過去給他們一樣。

有時我還很有創意。通常，我會給善意之球一個顏色，任何我在當下想到的顏色。如果我覺得對方缺少了某些特質，我也會彈射這些無形的小球到他們身上。因此，有時我彈射的不是善意，而是快樂、滿足、愛、喜悅，或寬恕。我會看著對方，將腦海中第一個閃現的特質彈射過去。

有時我不只彈射一顆球，有時還會耍一點小把戲，想像把那顆球拉長拉扁，讓球一次可以多碰觸到幾個人（誰說觀想只

能用來療癒自己的身體？）有時，我還會想像把一顆大大的善意之球分解成許多小碎片，灑落在人們身上。有時候，我則會讓一顆球滾過街道，看著它到處碰觸過馬路的一整排人。

偶爾，我會碰到一些有趣的情況。當我把小球彈射過去時，對方正好轉過頭來看我，面帶笑容。在這種時候，我會歡喜地想像我們之間有了交流，而對方真的收到了能幫助他們的東西。

都說施比受更有福，因此以上這些做法永遠都對我有所助益。正如人們所說的，你付出什麼就會得到什麼。說到愛與良善，當你給的越多，你所能給的似乎就越多。在《羅密歐與茱莉葉》中，莎士比亞寫道：

> 我的慷慨如同大海一樣浩瀚，
> 我的愛也深似海；我給你越多，
> 我擁有的越多，兩者都無窮無盡。

我由衷相信，很多精神及情緒上的療癒，通常也包括身體上的療癒，都是在我們挖掘愛的能力時發生的。我們越能有意識地在世界上散播愛，我們就越能療癒自己。「heal」（療癒）一詞來自古英文 haelen，意思是「使完整」。當我們不斷付出愛，就是在讓自己變得更完整。

改變自己，就改變了世界

「如果你覺得人生中少了什麼，可能少的就是你自己。」
——羅伯特・荷登（Robert Holden）博士

　　我經常談到人與音叉的相似處。敲擊音叉時，其他東西會開始振動。當我們心情不好時，就像音叉一樣，也會在周遭激起陰鬱的氛圍，並讓別人的行為也跟我們一樣。當然，快樂時也是如此。從某種意義來說，我們擁有感染力，但我這裡說的不是指病毒或細菌的傳染，而是情緒上的傳染。

　　行為也會傳染。事實上，最具感染力的行為之一就是善行。善行會激發別人內在的良善，因此當我們讓自己變得更有愛心、更慈悲或更善良時，往往也會帶動別人跟我們有類似的轉變，即使有時只是細微的變化。

　　我們不需要做什麼大事，也能改變這個世界。千千萬萬件小事，才是改變的關鍵。

　　關於和平，達賴喇嘛說：

　　　　不只是各個國家的領導人，或是那些經由任命和選舉而出任相關職位的人有責任，而是人人有責。以和平來說，當我們的心裡先有了和平，才能與身邊的人和平共處。

因此，和平也是如此。當我們更能夠與身邊的人和平相處時，就會鼓勵周遭的人更加和平。

學會與自己和解

我注意到有一個會讓人們遠離和平、快樂或滿足的用語——「應該」。我們認為自己應該做這件事或那件事，或者當初那件事應該這樣或那樣處理。事實上，讓我們更痛苦的，或許是我們不應該是現在這個樣子。但我認為，我們必須接受自己，一旦我們能夠說：「做自己就好！」就會感受到更多的快樂與和平，體驗到更多療癒。

如果你現在很痛苦，沒關係。不要認為你不應該痛苦，並為了這個念頭而折磨自己。如果你現在不快樂，不要說服自己你應該快樂，並為了自己不快樂而責怪自己。我會這樣說，是因為很多會閱讀自助書籍的人，往往都認為自己不夠明理、不夠有愛心、不夠寬容、不夠和平，尤其是在他們生病時，更會以為是自己做錯了什麼。然後，他們會批評、挑剔自己做的每一件負面的事情，尤有甚者，他們對自己產生的每一個負面念頭都會自責不已。但你可以做自己、面對真實的自己，這並沒有錯。有時候，我們只需要為了自己，放輕鬆一下。

我的好朋友史帝芬‧穆爾漢（Stephen Mulhearn）是薩滿老師，在蘇格蘭小鎮布里格奧特克（Brig o'Turk）經營一間名為蘭瑞克會所（Lendrick Lodge）的僻靜中心，他有一流的幽默感。他時常打趣我們痛斥、責怪自己的樣子，有一次，他聊到有個朋友正在嚴格執行一套新的營養飲食，把我逗得捧腹大笑。史帝芬告訴我，他的朋友搖著頭，彷彿在坦承自己殺了人一樣，以萬分嚴肅的口吻說：「我唯一的惡習是喝牛奶。」

史帝芬把整件事說得非常好笑，這是他天生的本領。但這不禁讓我想到一個事實：我們是自己最毒舌的評論家。事實上，我們根本不需要別人挑剔，我們挑自己毛病的本事早就爐火純青了。

我們要這樣告訴自己：「我願意接受並愛這樣的自己，我不需要現在就變得完美、健康、痊癒或開悟；今天的我，只要做自己就好。」然後，我們會開始走向完整。這就是你對自己最偉大的愛，也是你內在那個和平、不斷成長的空間。

德國小說家、一九四六年諾貝爾文學獎得主赫曼‧赫塞（Hermann Hesse）曾經寫道：

> 你很清楚，在你的內心深處只有一種魔法、一種力量、一種救贖……那就是愛。所以，愛你的痛苦吧。不要抗拒，不要逃避。傷害你的是你的厭惡，而不是其他。

當我們與自己和解，就能開始愛自己。在這個不逃避自己的空間中，療癒可以非常深刻。

說到底，任何形式的愛，無論是對自己或是對他人，都是最靈驗的藥。因此，最後我要引用一小段文字來結束這一章。我找不到原始出處，在此感謝作者：

一名睿智的醫師告訴我：「我行醫三十年，開過很多藥。但是最後我明白了，對於大多數折磨人類的病痛，最好的良藥就是愛。」

「假如愛也沒有用呢？」我問道。

「那就把劑量加大一倍。」他回答。

.

【附錄】

疾病與觀想法總整理

「我是一個能夠自由發揮想像力的藝術家。想像力比知識更重要。知識是有限的，而想像力卻可以環繞整個世界。」

——愛因斯坦

這一章節列出了常見的各種疾病與症狀，並建議了適用的觀想方法，其中有很多都是講座與研習營時學員跟我分享的真實例子。

有些病痛只列出一種觀想法，有些則會列出兩種或更多建議。這是因為想像偏好與方式往往會因人而異，一個人覺得適合的觀想畫面，對另一個人來說未必覺得適合。

許多觀想法可以互換或運用在其他病症。因此，如果你的症狀沒有列在下文中，還是可以參考其他病症，從中找出適合你情況使用的觀想方法，或甚至可以借用你覺得合適的任何元素，或是乾脆親自設計專屬的觀想內容。

事實上，最理想的情況是將本書的觀想當成指導原則，把

所有對你有意義的元素、你對病痛的認知,全用來創造自己的觀想版本。或者,你也可以改編本章節列出的觀想法,再納入你對外傷、疾病、細胞與身體其他部分的觀點來呈現。

你會注意到,有些病症會用象徵手法來描述,例如細菌或病毒通常被描述為黑點,而發炎通常以充氣的氣球來表現。你是否知道某個身體部位真正的解剖樣子並不重要,象徵性的畫面通常被認為是更好用的心智表徵。

你還會注意到,有些觀想內容很類似或一直重複,而且不少都是同一主題的不同版本。為了方便讀者查詢,以下內容是以病症名稱的中文筆畫排序整理,你可以直接跳看你需要的內容,不必多花時間去閱讀或交叉比對其他頁面的文字。

再次重申,觀想不能取代任何的醫療建議及措施,只能作為常規醫療之外的輔助手段。人類是思考的動物,想像是我們一向拿手的本領,只要給心智一個方向,它就能帶著你在想像世界裡重建希望,這也是讓思緒聚焦在正面目標及積極心態的一種方式。

唯一要注意的是,觀想不會造成你的壓力。如果會,請馬上喊停,或許可以換一種觀想內容,一個你覺得更輕鬆的版本,或者你更適合冥想或其他放鬆方式。

很多人會替別人觀想,類似祈禱的形式。有些人是專注地想著對方,有些人將手放在對方身上。有些諮商師也會指導個

案進行觀想。觀想可以天馬行空地想像，不拘泥任何形式，你盡可以發揮創意。

當然，如今的研究已經顯示心智是強大的工具，如果我們能給心智更明確的指令，可以在身上引發相當可觀的效應。誰會想得到，僅僅是信念及想像，就能大幅改變大腦的化學物質，甚至改變大腦的結構或改善肌肉的運作？又有誰會相信，我們實際上有能力讓免疫細胞向左走，而不向右走呢？

我們只能說，或許治療性的觀想，有朝一日會被證實是一個尚待開發的最強大資源之一，而且效果超乎想像。藉由引導我們的心智，或許能在身體內啟動從來沒有被考慮過的一條保健之路。

正如我一向所強調的，做任何觀想都要遵守心智練習的三條守則：

- 守則一：重複練習
- 守則二：一做再做
- 守則三：持之以恆

子宮內膜異位症

子宮內膜異位症是指本來應該長在子宮腔內的子宮內膜

（子宮壁的最內層組織），跑到子宮外面的部位生長，例如長在卵巢、輸卵管或骨盆腔等接近子宮的組織上。這些異位內膜會伴隨著正常的月經出血，在不正常生長的部位引發一連串慢性發炎反應。長在卵巢的子宮內膜也可能會長出囊腫，由於呈暗褐色，因此被稱為「巧克力囊腫」。

觀想時，可以想像你帶著抽吸器、吸塵器或任何可能用得上的清潔工具（甚至是一隻愛吃「巧克力」味囊腫的小兔子），直接清掉沉積在卵巢、輸卵管或骨盆腔組織的子宮內膜。想像著你持續清潔，直到患部看起來乾淨又健康——還有快樂，想像著它們露出笑臉的樣子。

中風

中風是指血液供應不足，導致大腦功能快速喪失的狀態，通常會伴有一側身體失去活動能力。

除了參考第七章研究所提到的中風觀想之外，還可以試試以下的做法：

觀想時，想像大腦受損區域看起來就像一片被火焚燒過或砍伐過的樹林和灌木叢，光禿禿的一片。

現在想像，你將新的種子播種在這些大腦區域，然後想像種子長成了樹木（神經元）。如果你上網查過或查找過醫學教科書，就會看到神經元的軸突和樹突長得很像樹木的枝椏。

在那整片區域播種，看著種子長成樹木（神經元），當樹木越長越多後，可以接著想像它們彼此枝椏相連（神經連結），並想像有電脈衝在這些相連處之間流動，然後到達行動能力受損的身體部位。

心律不整／心悸

心律不整是指正常的心跳變得異常，包括過快、過慢或不規律，其中最常見的症狀是心悸，以下的觀想主要就是針對心悸設計。

觀想版本 1

先想像心臟，再想像有一顆粉紅色的小愛心（代表愛）長著一雙天使翅膀，愛心上面寫著「正常的心跳」。接著，看著粉紅色的小愛心輕輕飄到心臟上，最後想像心跳恢復正常。

觀想版本 2

想像心臟有個定時裝置，比如你可以想像它是一個時鐘裝置或節拍器。調整這個裝置，直到它能夠完美地運作。你甚至還可以變出一些特殊的工具。

仔細而專注地調整定時裝置，甚至把所有零件都清理乾淨並擦亮，讓整個心臟的運作無懈可擊。想像時鐘的「滴答」聲

以一種悅耳的、節奏完美的方式響起。

心臟疾病

心臟疾病是許多心血管疾病的統稱。

觀想時，可以想像有些細胞生病了，外觀像乾癟的梅子乾，或是用其他東西來代表生病的細胞。想像你分別餵這些生病的細胞吃一匙藥，想像它們露出笑容，臉頰紅紅的。現在，想像你用海綿沾濕了「療癒水」，輕柔地刷洗著細胞。同時，想像它們漸漸飽滿起來，像梅子乾的皺褶往外鼓起來，顏色變成健康的粉紅色。擁抱每一個細胞，謝謝它維護你的健康。然後移到下一個細胞前面，比照處理。

支氣管炎

支氣管炎是支氣管（在肺葉中讓空氣流經的管道）發炎腫大，並分泌額外的黏液。

觀想時，先想像支氣管的內部，接著想像用抽吸器或吸塵器吸走黏液。如果支氣管炎是抽菸所致，那麼要同時把沉積在內壁上的黑斑（代表抽菸留下的殘留物）一起吸走。接著把內壁清理乾淨，想像發炎歸零，而氣管壁恢復為健康的紅潤色澤。最後想像你吸入了清新空氣，安撫及舒緩你的支氣管。

水痘

水痘是由水痘帶狀疱疹病毒造成的急性皮膚感染。在第六章曾經提過減輕搔癢的觀想技巧，而下面的觀想方法主要是讓水痘更快消失。

觀想版本 1

想像你拿著一瓶神奇的消痘水（配上你喜歡的顏色），然後噴灑在水痘上。想像噴上後的感覺冰冰涼涼的，並立即滲進水痘裡。

接著，想像水痘在你眼前逐漸溶解，彷彿消痘水是酸性物質一樣，但它只會溶蝕水痘，不會傷及其他健康的皮膚。想像水痘變小，然後「啪」一聲消失得無影無蹤。

觀想時，一次只處理一顆水痘。或者，在你開始觀想之前，先聲明你為一顆水痘所做的處理，效果會同時發生在全部的水痘上。

觀想版本 2

想像你跟水痘說話，請它們離開。跟它們說你很愛它們，也明白它們真的喜歡你的身體才會逗留不去。接著，向它們解釋你必須請它們離開的原因，好好地和它們道別。然後想像那

些水痘或是個別的細胞一個接著一個地脫離你的身體，飛向遠方。想像它們離去時，還揮手向你道別。

此外，你還可以參考「病毒」的觀想方法。

針對痘疤的觀想

痘疤是皮膚組織在癒合時纖維化。

你可以想像把纖維一條一條切斷，每切斷一條，都能聽見纖維「嘣」一聲斷裂。切除完畢後，再想像使用特製的顏料在新的皮膚層上塗抹，每塗上一層顏料，都會變成一層細緻無瑕的健康皮膚細胞。接著，想像你添加了越來越多層的健康皮膚細胞，直到你能夠想像出完全健康的皮膚為止。

失眠

觀想版本 1

這不算是真正的觀想，性質上更接近一種技巧。

躺在床上時，盡可能舒服地呼吸，每次吐氣要想像全身肌肉都放鬆了，整個身體往下沉陷進床鋪中。一邊做，一邊在心裡緩慢地說「睡著了」，類似這樣「睡──著──了」。

觀想版本 2

這也是一種技巧而不算是觀想。通常來說，睡不著都是腦

袋裡太過忙碌，讓你難以入睡，或是一直在擔心自己睡不著。這個技巧可以讓頭腦把注意力轉移到其他地方，有時對失眠問題還滿管用的。

睡不著時，想想生活中你要感謝的人和事，然後想想你為什麼要感謝某個人。他們對你的生活有什麼幫助或貢獻？讓這些感恩的情緒取代擔憂或焦慮等感受。

多發性硬化症

多發性硬化症屬於自體免疫疾病，由於某些免疫細胞出現異常，攻擊及破壞包覆軸突（神經元上一種觸手狀的組織）的髓鞘（一種保護性的白色脂肪物質），以至於阻礙了軸突的訊息傳遞。

建議參考「自體免疫疾病」的觀想方法。此外，也可以想像髓鞘重新生長。以下是兩個可以採用的觀想方法：

觀想版本 1

想像一下骨髓內部，把它想成一個房間、山洞或岩窟，裡面滿滿都是在休息的幹細胞。幹細胞能夠變成幾乎任何類型的細胞，你可以隨意想像它們的樣子，然後跟它們談話，請它們轉變為髓鞘細胞。想像它們興奮地說：「好的！」因為它們一直都在等著你下指令。

看著它們走出骨髓，前往受損的髓鞘部分。想像幹細胞轉變成髓鞘細胞，無縫接軌地加入健康細胞的行列。當新細胞取代舊細胞時，想像受損的髓鞘部位已完成修復。

觀想版本 2

想像一條神經上有好幾個地方缺了保護鞘，你可以想像成任何合適的畫面，例如一條銅芯電線上的絕緣膠帶有好幾處磨損，或是想像成缺了好幾塊樹皮的樹幹，或是想像成你認為適合的其他東西。

想像你正在修復這條神經，補好缺損的髓鞘。因此，你可以想像銅芯電線（代表軸突）重新包覆一層絕緣膠帶，或是讓樹幹重新長出樹皮。

老化

要減緩老化過程，你可以想像進入到大腦中，看到一個寫著「老化速度」的刻度盤，請注意它目前設定的老化速度。

現在把刻度盤往回調，將老化速度放慢到你希望的速度。現在想像你的言行舉止就像回到了年輕好幾歲的樣子，然後想像你會做什麼、你身體的活動情形，畢竟現在你的身體感覺年輕多了。

肌肉撕裂傷

觀想自己縫合撕裂處的肌肉。想像你有一支用光製成的針（不會引起任何疼痛），縫線則是新的肌肉纖維。想像肌肉隨著縫合的交叉動作合攏在一起，而且你縫合的技術一流，完全看不出原本的傷痕。

自尊低落

套用「憂鬱症」觀想。此外，在我的著作《我愛自己：自愛的科學》（暫譯，*I Heart Me: The Science of Self-Love*）中有相當不錯的參考資料，包括許多實用的練習及見解，有助於發展並重建健康的自尊。

自體免疫疾病

第一型糖尿病、紅斑性狼瘡、類風濕性關節炎和多發性硬化症，都是自體免疫疾病的例子，這是免疫系統攻擊某個身體部位所致。以糖尿病來說，就是免疫系統攻擊胰臟的 β 細胞。

下面觀想的重點，在於降低免疫系統對身體的敏感性，關想方式與「過敏」類似，因為有些自體免疫疾病的生理狀況，和過敏者的免疫系統對過敏原的反應差不多。

觀想時，想像你的免疫系統是由數以百計的小細胞構成，

甚至可以把它們想像成一個個小人兒。想像身體受影響的部位，再接著想像這些細胞是如何運作的。他們在攻擊健康的細胞嗎？如果是的話，你只要說：「住手。」

想像這些小人兒突然停下來，轉過頭來看你。你要告訴他們，你非常感謝他們優異的工作表現，但他們正在攻擊的是身體的一部分。想像這些細胞的帶頭者戴著眼鏡，他取下眼鏡擦拭乾淨（或是換上一副新的隱形眼鏡），然後突然意識到你說的沒錯。

現在想像免疫細胞與身體細胞成了好朋友，你看著它們相見甚歡。也許它們會一起跳舞，或者你也可以想像其他結盟的方式，來表示不會再發生攻擊事端。

血壓（高血壓／低血壓）

觀想時，把氣球當成血壓的心智表徵，氣球的鼓脹程度就是你的血壓高低程度。只要簡單地鬆開一個閥門或拆開氣球打結處，讓氣球洩出一些氣體，就能降低血壓。

想像氣體從氣球往外衝時發出了滑稽的咻咻聲，你看著氣球越來越小，縮小到健康的血壓值為止。然後關閉閥門，或是替氣球重新打好結。最後舒服地坐著，自在深呼吸至少三次。

至於低血壓，則是把這個觀想內容反過來做，也就是你要把氣球充氣（而不是放氣），一直充氣到健康的血壓值為止。

免疫力提升

免疫細胞源自骨髓，你可以想像骨髓裡面有一個專門製造免疫細胞的地方。你可以把免疫細胞想像成任何樣子，創造你覺得看起來舒服的心智表徵。如果你願意的話，甚至可以想像製造免疫細胞的過程，以及一個加快生產過程的按鈕。

想像新的免疫細胞離開骨髓，進入血液循環中，與現有的免疫細胞會合。想像它們一起行動，朝著有不良目標（例如感染、病毒或癌細胞等等）需要摧毀的地方前進。想像免疫細胞非常聰明，只鎖定必須殲滅的對象，其他的所有一切都會保持健康和完整。

坐骨神經痛

坐骨神經痛是壓迫到坐骨神經引起的症狀。

觀想版本 1

想像坐骨神經受到壓迫，你可以想像成某種被壓扁的東西，還沒有恢復原狀。接下來，想像你正在幫它打氣，就像為癟掉的輪胎打氣一樣。想像它恢復完整的形狀，因此現在健康的訊號可以順暢地沿著神經傳送，而且疼痛也消失了。

觀想版本 2

想像坐骨神經被拉長而緊繃著，就像一條本來應該是拉直的繩子卻纏到了某個東西而繃得很緊。現在，想像你輕輕把纏住的東西解開，於是你看見神經的緊繃感消除了，重新回復成平直狀態。

肝炎

肝炎是指肝臟受到傷害，而引起肝細胞發炎，其中包括肝臟感染 A 型、B 型、C 型、D 型或 E 型肝炎病毒（後兩者比較少見）而導致發炎。

參考「感染」或「病毒」的觀想方法。雖然肝炎是一種病毒感染，但我們往往會認為感染就是指細菌感染。這已經是根深柢固的觀念，因此使用「感染」的觀想方法就已足夠了。

你也可以參考「心臟疾病」的觀想方法，這是適用於細胞受損或病變的通用觀想法。

帕金森氏症

帕金森氏症的特徵是肌肉震顫和僵硬，主要是由於大腦的基底核（包括紋狀體在內）分泌與釋出的多巴胺變少。這個部位與控制動作的腦區（運動區）相連。

觀想版本 1

把製造多巴胺的腦細胞想像成海綿狀的物質，接著想像它們會擠壓自己，讓多巴胺像泡泡一般噴出來，就像你在水裡擠壓沐浴海綿時會噴出泡泡一樣。

然後，想像多巴胺泡泡移動到大腦的運動區及其他需要去的部位。想像它們被那些腦區吸收，然後你的動作變得更輕鬆自如。

觀想版本 2

想像大腦的基底核內有一間多巴胺工廠，上方有一塊大大的招牌寫著「多巴胺工廠」。想像你向工人們喊話，指示他們提高多巴胺的產能。然後，想像他們歡聲雷動，因為他們熱愛製造多巴胺。

想像有好幾組生產員工在生產多巴胺（你可以任意想像多巴胺的樣子），將成品裝到大貨車上，由大貨車運到大腦中釋出。想像一輛輛的貨車行駛到一個掛著「運動控制區」牌子的大腦部位，然後貨車將多巴胺分子通通倒進該區域。當多巴胺分子填滿那個區域時，想像你的肌肉動作變得更靈活了。

此外，你也可以從第七章提到的中風觀想法得到靈感。

念珠菌感染

念珠菌感染是感染到念珠菌屬的酵母菌，通常表現為口腔的念珠菌症（又稱鵝口瘡）或是陰道感染。免疫力差的人容易染上。

觀想時，想像你帶著抽吸器或吸塵器到念珠菌患部，把念珠菌全部吸走。試著感受那股吸力，並想像操作機器時發出的聲音。

或者，可以採用「感染」的觀想法。如果想提振免疫系統，還可以採用「免疫力提升」的觀想法。

披衣菌感染

披衣菌（chlamydia）感染是性傳染病，是由砂眼披衣菌感染尿道（男性）或子宮頸（女性）所致。

觀想時，想像將藍色的神奇治療凝膠噴灑在患部，並想像有舒緩效果的凝膠滲入患部那種清涼的感覺。隨著凝膠滲入，想像患部的發炎減輕了，所有的紅腫都恢復到健康的粉紅色。

或者，可以採用「感染」的觀想法。

肺炎

肺炎是由細菌或病毒引起的肺部發炎，可以採用「感染」

或「免疫力提升」的觀想法。

或者，你還可以想像減輕肺部紅腫的症狀。想像使用抽吸器抽走體液，接著想像原來赤紅色的肺部組織變成了健康的粉紅色。然後，想像有涼風吹進肺部，所有細胞在舒爽的涼風中都如釋重負地鬆了一口氣；你甚至還可以想像它們在微笑。最後，想像當你呼吸時，空氣毫不費力地流過肺部。

肺氣腫

肺氣腫是因為某些因素使肺泡長期發炎而導致永久性的破壞，以致限制了呼吸而變得不順暢。

觀想時，想像你有一袋新的肺泡細胞，並開始用這些細胞填補肺泡壁上的孔洞。將新細胞好好地填入孔洞中，就像你把磚頭塞進牆上的破洞一樣（只不過，這些細胞磚頭比建築用的磚頭更像凝膠）。想像全部的孔洞都塞好了新細胞，沒有留下一個破洞。當你填補孔洞時，想像空氣進出肺葉，完全沒有從這些破洞中流竄出去，因為所有的孔洞現在都補好了。

肥胖症

體重的觀想，最好要搭配飲食並改變生活型態。建議採用「減重」的觀想法，或是從下列版本挑一個來嘗試：

觀想版本 1：

觀想脂肪細胞像冰塊一樣融化。想像每個細胞都融化成一灘液體，然後再想像用拖把拖乾所有的殘留物，處理後丟棄到體外。

觀想版本 2

瘦體素（leptin）是人體分泌的一種神經激素賀爾蒙，會在大腦發出「我吃飽了」的訊號。科學證據顯示，肥胖症的患者對這種訊號會有一定程度的抗拒，因此他們比其他人更難產生飽足感，也就增加了過量飲食的風險。有些人的肥胖基因（OB 基因，會製造瘦體素）可能有缺陷，導致他們很容易吃過量。因此，你可以把 OB 基因想像成一個疲倦或受傷的小人兒，再想像他身上有一條臍帶與 DNA 相連。

照顧好這個小人兒，給他藥物、養分和擁抱，好好地呵護、憐惜、關心他，好讓他恢復元氣。接著，想像他越來越強健，可以發射出消融脂肪的光束。等他變得強健後，想像他前往你希望消除脂肪的身體部位去執行任務。

觀想版本 3

如果你的身體對瘦體素不敏感，因此經常聽不到大腦發出

「我吃飽了」的聲音，可以試試以下的觀想：

正常情況下，瘦體素會前往大腦的下視丘與瘦體素的受體結合。因此，在這個觀想中，我們要假設瘦體素的受體聽不到瘦體素的呼叫。

想像一個瘦體素分子（你可任意想像它的樣子）在大腦的下視丘走來走去，不斷叫嚷著：「我吃飽了！」卻沒有人聽到。接下來，想像細胞表面上有一個形狀，那就是受體，它還在呼呼大睡。你可以把細胞的受體想像成停車格，有各種不同的形狀和尺寸，好「容納」不同形狀和大小的車子，而瘦體素的受體就是專門用來「容納」瘦體素的。

想像你把受體搖醒，看著它醒過來，伸著懶腰，一副精神奕奕的樣子。想像它立刻回應瘦體素的「我吃飽了」的呼叫，改變自己的形狀來容納瘦體素。想像瘦體素越來越靠近，你看到它們兩個互相擁抱或握手，接著瘦體素就隱身到那個形狀裡，進入到細胞中。

這個觀想非常有趣，而有趣是一件好事。

花粉熱

採用「過敏」的觀想法，以及／或者下面的觀想：

想像你走過一片剛修剪好的草皮，花粉漫天飛舞。但你神清氣爽，絲毫沒有花粉熱的症狀。你照常呼吸，眼睛和鼻子都

沒有覺得不舒服。想像你跳起了勝利之舞來慶祝（你也可以真的跳），配上愉快、振奮精神的音樂可以更有益於這個觀想（及跳舞）。

毒素

許多物質對人體有害，包括水銀、鈷、鉛、石塵（二氧化矽）、石棉、食物汙染物、寄生蟲、工業溶劑和化學物質。

如果覺得體內有導致病痛的有毒物質，想要去除的話，也可以使用以下這些觀想。比如，你可以想像沖掉癌細胞、病菌、病毒或原蟲。

觀想版本 1

想像如水晶般剔透（也可以選擇跟你有共鳴的顏色）的治療光束傾瀉而下，從頭頂流進身體裡，把體內的毒素沖刷掉。

接著，想像治療光束擴散到每個身體部位，從頭頂到肩膀、手臂、胸部、背部、軀幹，向下到雙腿，再從腳底出去。想像毒素從腳底被沖走，就像淋浴時，水沖走身上的髒汙一樣。然後，想像治療光束在清除毒素時會變暗，持續觀想直到你看到光束回復到原來的澄澈為止。

觀想版本 2

想像你有一個圓形的篩子，就像整理花園時用來過濾塵土和石頭的那種篩子。想像用篩子過濾你的身體，從頭頂、經過身體，再從腳底出來，讓篩子沿途捕獲毒素粒子。想像你看到留在篩子上的毒素，然後將毒素丟棄在體外。

觀想版本 3

把毒素想像成小小的塵埃，黏附在各處組織及其他身體部位。接著，想像用吸塵器吸走這些塵埃。繼續打掃，直到清除掉全部的毒素。將集塵袋帶到體外丟掉。

疤痕

疤痕是組織纖維化。觀想時，想像切斷這些纖維，一次一條。每切斷一條，都會聽見纖維「嘣」地一聲斷裂。把纖維切除完後，接著想像用特製的顏料塗在新的皮膚上。每塗上一層顏料，都想像它形成一層細緻無瑕的健康皮膚細胞。然後，想像你添加了更多層的健康皮膚細胞，直到你能想像得出來完全健康的皮膚為止。

紅斑性狼瘡

全身性紅斑性狼瘡（簡稱 SLE）是自體免疫疾病，患者的免疫系統會攻擊幾乎任何器官或組織，但通常以攻擊皮膚而廣為人知——許多患者的臉上有紅色的皮疹。

至於觀想，你可以在第十四章提到的狼瘡觀想法中獲得一些靈感。或者，參考「自體免疫疾病」的觀想方法。

香港腳／足癬

香港腳在醫學上的名稱為「足癬」，是黴菌感染造成的皮膚病，特徵是腳及腳趾的皮膚乾燥、龜裂、脫皮及發癢。

觀想時，先想像皮膚細胞，你可能會把它們想像成乾硬、有裂痕、彼此分離的細胞，就像你在照片上看過的乾涸河床。

接著，想像使用吸塵器來吸走細小的黴菌（香港腳的致病菌是皮癬菌）。你可以任意想像黴菌的樣子，比如一團苔癬。

然後開始潤澤皮膚細胞，為一個個細胞塗抹上一種可以溶解任何真菌的神奇保濕霜。當保濕霜滲入細胞時，想像每個細胞改變了形狀，伸展開來，當整個河床逐漸變成完好無缺的一整片時，河床上的裂痕也隨之縮小。想像每個細胞都接合在一起，裂痕全都消失了。

原蟲感染

原蟲是會感染人體的單細胞生物,行為就像寄生蟲,會霸占牠們感染的細胞。以造成瘧疾的瘧原蟲為例,就是感染後占據了紅血球。

觀想時,可以想像跟寄生的原蟲說話,請牠們離開你的身體。事實上,牠們更想去其他地方,只是目前在你的身體裡暫時落腳。你可以幫助牠們前往想去的地方,想像開來了一輛大巴士,要載著牠們前往目的地。接著,想像原蟲一一搭上巴士,並在巴士駛向遠方、離開你的身體時,從車窗裡揮手跟你道別。

防止原蟲感染的觀想

想像你的細胞周圍環護著一圈泡泡保護層,將寄生蟲擋在外面,當寄生蟲試圖入侵時,一次兩次地都從細胞上彈開,然後就自我毀滅了。

氣喘

氣喘是呼吸道對多種刺激的反應異常,誘發支氣管收縮,而有呼吸受阻、胸悶、咳嗽等症狀。

觀想時,首先把呼吸道的內部想像成一條小隧道。接著,

想像有一隊隊的小小工人正在輕輕推開呼吸道的內壁，讓呼吸道變寬。然後，看著小工人們將神奇的強化光環架設在呼吸道裡面，撐住了呼吸道現在擴大的寬度，防止呼吸道又緊縮回某個尺寸以下。

消化性潰瘍

消化性潰瘍是幽門螺旋桿菌造成的，特徵是腹痛，尤其是在攝取高油脂食物時。建議採用「感染」或「免疫力提升」的觀想法。

病毒

下面三個版本的觀想，適用於所有型態的病毒感染。

觀想版本 1

病毒要感染細胞，必須跟細胞的受體結合。通常，病毒會利用細胞來複製病毒，接著細胞就會死亡。把受體想像成各種形狀及大小的停車格，可以接受身體內的蛋白質、賀爾蒙及其他物質。

當病毒接近細胞試圖感染時，可以想像細胞樂此不疲地隨機變換受體的形狀，使得病毒無法與之結合。在幾次失敗的嘗試後，想像病毒會就此放棄並自我毀滅——類似電玩中玩家有

三條「命」，三條命用完就 Game over 了。

至於已經被感染的細胞，則建議採用「免疫力提升」觀想法，想像免疫細胞摧毀遭到病毒感染的細胞，以及其他在體內活動、四處尋找感染目標的病毒。

觀想版本 2

想像和病毒說話，謝謝它們的到來。接著，跟它們解釋清楚，由於它們已對你的身體造成傷害，所以你必須請它們離開了。然後，想像它們辯稱不曉得自己會造成傷害，自願離開；想像它們搭上巴士或火車，當車子向遠方駛去，想像它們從車窗揮手跟你道別。

觀想版本 3

想像你的體內有一台電腦、筆電、平板電腦或智慧型手機，然後想像它可以連結到你的 DNA。輸入「上傳萬用防毒程式」（或任何可以消滅所有病毒、防止病毒入侵的東西），按下確認鍵。

程式上傳後，想像有一股能量跑過整個 DNA，然後有一個特化的「防毒基因」被活化了。想像基因被活化後，病毒開始受到能量的閃電攻擊，體內每個部位的病毒全被摧毀殆盡。

病毒疣

病毒疣是人類乳突病毒（HPV）感染引起的皮膚病。受到感染的皮膚會增生，形成小塊的粗糙皮膚，有些是隆起的小丘疹，有些則是扁平的。

建議從第十四章提到的病毒疣觀想法找靈感或指引，或者採用「病毒」的觀想法。

疼痛

觀想版本 1

以下的觀想法，與催眠師或牙醫用來有效降低疼痛的方法類似。

想像一個上面有刻度的轉盤，比如標有一至十或其他計量方式；刻度盤設定的數值代表你目前或平時的疼痛程度，接著想像你轉動刻度盤，將數值調到很低或甚至是零。

你可以在感到疼痛時這樣做，或是平常也可以多加練習。換句話說，你可以透過這個觀想，來訓練大腦在你疼痛時調降設定的疼痛值。

觀想版本 2

疼痛訊號會沿著疼痛部位的神經傳遞到大腦，而疼痛實際

上是發生在大腦中，只是你的感覺像是患部在痛。

因此，你可以想像疼痛訊號是從疼痛部位傳遞到大腦的電脈衝。訊號傳導時，必須躍過神經之間的微小空隙（稱為突觸）。想像將一片絕緣的聚苯乙烯放進這個微小空隙中，於是疼痛訊號就會被聚苯乙烯吸收，使得傳遞失敗，無法抵達大腦的「疼痛」部位。

只不過，這種特製的聚苯乙烯只會阻擋疼痛訊號，對其他訊號來說，它就像不存在一樣，因此其他訊號照常在大腦與身體之間自由傳遞。

脊髓損傷

有些脊髓損傷可能是脊髓斷裂，大部分的損傷都不至於這麼嚴重，但會造成運動能力喪失。下面的觀想方法都在重建通訊能力，因此以上兩種損傷情況都適用。

你也可以參考第七章在科學研究中提到的中風觀想方法，或者試試以下三種版本的觀想法：

觀想版本 1

看過光纖電纜的人都曉得，光纖電纜是由多條光纖構成的。你可以把脊髓損傷想像成其中有幾條光纖斷掉了（脊髓神經斷裂）。

現在，想像重新用魔法線把神經一條條接上。將魔法線繫在神經的一端，然後繞到另一端，將兩個末端拉在一起，直到它們連接起來。

每一條神經都修復後，想像電脈衝流過剛才修復的部分，你可以為電脈衝挑一個你喜歡的顏色。然後，想像電脈衝從大腦出發，流到身體的任何部位（你直覺認為已經連接好的那些部位）。當你修復的神經越來越多條，就可以想像電脈衝前往身體的每個部位。一旦電脈衝前往身體的每個部位，要想像那個部位會以你想要的方式移動。

觀想版本 2

或者不使用魔法線，而是想像在斷裂或受損的神經末端撒上一些魔法肥料（神經生長因子）。接著，想像神經開始生長，就像植物長出枝葉一樣，再想像神經朝著受損的另一端生長。有必要的話，可以多倒一些生長因子，直到斷裂的兩端連接起來，從而讓斷裂處復原。然後與版本 1 一樣，你也看見了電脈衝流到身體部位，並想像你能自由地活動身體。

觀想版本 3

把骨髓內部想像成一個房間、山洞或岩窟，裡面滿滿都是在休息的幹細胞。跟它們溝通，請它們變成脊髓細胞。想像它

們興奮地說：「好的！」它們之前都在等待你下指令。

　　想像它們走出骨髓，動身前往受損的脊髓處，然後幹細胞變成脊髓細胞，並無縫接軌地加入健康細胞的行列。隨著更多的新細胞取代了受損的細胞，想像脊髓受損的地方都已完成修復，並想像你的身體可以活動自如。

骨折

　　一旦醫師幫你固定好骨折處之後，就可以使用以下這兩種觀想。被固定好的骨折處，在兩個斷面之間會有一個細小的間隙，從這裡會長出新的骨頭。

觀想版本 1

　　先想像骨折斷面的兩端，接著想像有幾個小隊的建築工人正在這裡修復。想像他們在這裡搭起鷹架，建構出許多細絲狀的骨骼纖維，新的骨骼纖維交錯穿插，連接起斷骨，在兩端的斷骨之間形成一個立體的骨質網絡。隨著建構的纖維越來越多之後，想像新的纖維網絡也越來越稠密，直到工人們完全修復了骨折處，讓斷裂處完整癒合。

觀想版本 2

　　這個版本的觀想更好玩，小朋友應該會更喜歡。

　　首先，想像骨折的兩端。接著想像你擁有蜘蛛人那樣的能力（或是想像請來了真正的蜘蛛人幫忙），可以發射出一張網，只不過網子的材質是細絲狀的骨質。你站在斷面的一端，將絲網發射到另一端。當網子黏住對面的斷骨，再取下你手腕上的絲網部分黏到斷骨的這一端，如此就可以連結斷骨的兩端。這可不是普通的蜘蛛網，等一下這些絲網就會硬化成骨頭。

　　連續發射幾百張絲網，直到把斷骨的兩端完全合攏為止。這個步驟可以弄得更好玩一點，例如想像你從這一頭盪到那一頭，分別從斷骨的兩端發射絲網。然後想像絲網硬化後，會變得超級強壯。

動脈粥狀硬化

　　動脈粥狀硬化常常被簡稱為「動脈硬化」，是指動脈壁因為疤痕組織、膽固醇及鈣沉積而增厚，因此限制了血液在動脈中的流動。

觀想版本 1

　　想像你在動脈裡行走，身上背著蒸氣清潔機或某種能夠發射出柔和雷射光的清潔機。將清潔機對準硬化的沉積物，想像著把它們從動脈壁沖刷下來。

　　想像沖洗乾淨後的動脈壁現在恢復柔軟、彈性，色澤紅

潤。然後對動脈說你很愛它們，感謝它們出色的工作表現，一直將血液與養分運送到全身，讓你保持健康。最後想像你用掃帚或某種裝置，把從動脈壁清除下來的沉積物收集起來，裝進垃圾袋後，丟到身體外面。

觀想版本 2

健康的動脈是柔韌、富有彈性的，就像有彈性的橡膠一樣。隨著動脈粥狀硬化，動脈的血管會失去彈性而變硬。因此，你可以把組成動脈壁的細胞想像成一排排的柔軟橡膠磚，其中有些橡膠磚塊已經褪色、變硬，還扭曲變形，出現了裂縫。

把動脈壁上那些變硬受損的橡膠磚，一塊一塊汰換成柔軟的橡膠磚。每修整好一段動脈壁，就要想像這一段動脈變得非常有彈性，並看著它毫不費力地收縮與舒張。整條動脈都比照辦理，直到這一條動脈全都變得有彈性為止。

寄生蟲感染

寄生蟲感染非常普遍，全球約有三十億人受到感染，特別是熱帶地區及開發中國家。很多寄生蟲會寄生在腸道裡面，有些在成熟後還會遷移到其他器官。

觀想時，想像體內有一台電腦、筆電、平板或智慧型手機，並想像它連結著你的 DNA。輸入「上傳驅蟲程式」（或

是自行選擇其他名稱），按下確認鍵。程式上傳時，想像一股
能量跑過整個 DNA。然後，想像特化的「驅蟲基因」被活化
了，接著想像有一束寄生蟲討厭的光（或聲音）照亮了你的身
體，於是寄生蟲紛紛逃離了你的身體。

或者，也可以參考「病毒」版本 2 的觀想法，但記得要把
病毒改成寄生蟲。

梅毒

梅毒是一種全身性的性傳染病，病原體是梅毒螺旋菌。觀
想方法可以參考「感染」條目，由於梅毒螺旋菌是像開瓶器的
螺旋狀，你可以把病菌想像成小小的義大利麵，以強化觀想的
畫面。

淋病

淋病是最普遍的性傳染病之一，常見的病徵是：小便時有
灼熱感，女生的陰道及男生的尿道有時會流出黃色、帶有異味
的分泌物。

觀想時，想像將藍色的神奇舒緩凝膠塗抹到疼痛處或患部
的每一個細胞上。想像細胞一開始發紅又發炎，當你塗好凝膠
後，可以想像細胞們如釋重負地鬆了口氣，隨即看到它們消腫
了，患部恢復了正常。

或者，也可以參考「感染」的觀想法。

痔瘡

痔瘡是位於肛門或直腸的腫脹靜脈（靜脈曲張）。

觀想時，可以把痔瘡想像成灌飽氣的氣球。接著，想像你釋出裡面的空氣，並想像空氣逸出時發出咻咻或呼呼的聲音（聽氣球放氣的聲音非常有趣，說不定你還會笑出來，尤其聽起來很像是放屁時），於是你看到氣球消氣了，一次只處理一顆痔瘡。想像所有氣球都漸漸縮小，直至把氣放完。

麻疹

麻疹是麻疹病毒引起的，病徵是發燒，然後出現紅疹。

建議採用「病毒」或「免疫力提升」的觀想法。或者，也可以針對紅疹來觀想：想像皮疹的每個細胞都是紅色的，現在想像你拿起一塊海綿去沾某種治療液。想像你用海綿輕輕擦拭紅疹的細胞，邊擦邊想像每個細胞都恢復了健康的色澤。

割傷

觀想版本 1

想像你人在傷口內，看著分立兩側的皮肉，看起來就像峽谷的谷壁。

　　觀想時，想像你使用光之絲線來縫合傷口，從谷底縫到谷頂。每縫一針，都想像將兩側的皮肉拉攏，接著想像皮肉完美地合攏後長出了新的細胞。如果傷口內有不應該存在的異物，也要想像你把它們清理了。最後想像兩側的皮肉天衣無縫地接合了起來，形成完美的連結，甚至看不出來有傷口。

觀想版本 2

　　想像你用親切友好的語調對傷口說話，並且疼惜地撫摸傷口內部（觸摸會刺激它分泌生長激素，這是細胞再生的必要條件）。接著，想像傷口的兩側彼此相愛，再也不願分開（也許它們是吵了一架後才分道揚鑣）。看著它們伸出手，相親相愛地擁抱彼此。你甚至可以一邊聽情歌或勵志歌曲，一邊做這個觀想。

喉嚨痛／喉嚨感染

　　如果想透過中和感染來緩解喉嚨痛，可以採用「感染」或「免疫力提升」的觀想法。或者試試以下的方法：

　　想像將冰冰涼涼的神奇治療噴霧噴灑在又紅又痛的部位。想像冰涼的感覺，而神奇噴霧也具有橡皮擦的功能，可以抹除掉紅腫。接著，想像你看著紅腫就像氣球放氣一樣，慢慢消腫且變成健康的紅潤色澤。

減重

首先，可以參考肥胖症觀想法。以下的觀想搭配飲食及生活型態的調整，效果更佳。

觀想版本 1

想像小精靈或食人魚來啃食你想擺脫的脂肪，並看著他們滿心歡喜地大啖脂肪，越吃越圓胖。等他們真的吃飽了，想像他們離開你的身體，臉上露出滿足的笑容。

觀想版本 2

想像你身上的脂肪裡面有一個小活塞，上面寫著「燃脂」。想像它緩慢地上下移動，這代表你燃燒脂肪的速度。想像活塞側面有一個小小的刻度盤，可以設定速度。接著，想像你將速度調高，看到小小的活塞動得越來越快了。

現在，想像一根工廠的煙囪，但這不是尋常的煙囪，而是專門用來燃燒脂肪的。想像煙從煙囪冒出來，飄向遠方，遠離你的身體。

焦慮

想像大腦裡有一個焦慮刻度盤，一邊寫著「平靜」，另一

邊寫著「焦慮」。仔細看一下刻度盤的設定。如果感覺有點焦慮，只要想像將刻度盤轉向平靜那一邊。轉動時，請平穩地深呼吸。可以經常做這個觀想，來訓練大腦。

發炎

　　腫脹是體液在一個部位積聚的結果，而體內的發炎物質（部分是對感染的免疫反應）也會令組織內的狹窄血管擴張，以致血流量增加。這就是為什麼發炎部位通常會發紅。

　　觀想目的是為了減輕發炎部位的紅腫。首先，想像用抽吸器抽走體液，邊吸邊想像紅腫處的顏色變成了健康的粉紅色。接著，想像有涼風吹拂在患部上，想像所有細胞如釋重負地鬆了一口氣，感覺到涼風帶來的清爽，你甚至可以想像細胞們眉開眼笑。

結核病

　　結核病是結核分枝桿菌（mycobacterium tuberculosis bacteria）引起的，會影響肺部。這種病菌是小小的桿狀生物，這意味著觀想時有更具體的形狀可供想像。

　　建議參考「感染」或「免疫力提升」的觀想法，或是試試以下這兩種觀想。

觀想版本 1

如果你的觀想是因為有些細胞被結核分枝桿菌傷害而生病，不妨想像你一個個地護理好這些細胞，讓它們恢復健康。

想像用湯匙舀起美味的營養素餵給細胞吃，裡頭含有細胞所需要的一切特製養分。接著，想像細胞們笑咪咪地吃下每一匙的藥物，並發出「好吃、好吃」的讚嘆聲。然後，想像它們的臉色恢復成健康的顏色，而且變得越來越強壯，完全恢復了健康和力量。

觀想版本 2

把骨髓內部想像成一個房間、山洞或岩窟，裡面滿滿都是在休息的幹細胞。幹細胞可以變成幾乎任何一種細胞，你可以任意想像它們的樣子。好好跟它們溝通，請它們變成遭到結核病破壞的細胞。想像它們興奮地說：「好的！」它們一直在此待命，等著你下指令。

你看著它們離開骨髓，前往結核病造成的患部（例如肺部）。想像幹細胞變成肺細胞，無縫接軌地加入健康細胞的行列，取代受損的細胞。越來越多的新細胞進駐了，最後想像患部的損傷已完全修復。

痤瘡

痤瘡是皮膚分泌油脂的腺體堵塞引起的，而原因通常是油脂（皮脂）分泌過剩，導致膿被留在皮膚裡面或形成黑頭。

觀想版本 1

想像一下，在長痘痘的身體部位，有一個閥門控制著分泌油脂的腺體（你可以把腺體想像成任何樣子，比如水管）。現在將閥門關小一點，你看見油脂的流出量變少了。依照你的意思去降低腺體的出油量，縮減到你覺得適合自己膚質的程度。

接下來，想像你站在膿瘡或黑頭粉刺的下方，你一抬頭就可看到，想像你拿著抽吸器將膿瘡或黑頭粉刺吸出來。感受一下吸力的力道，聽它發出吸出粉刺的聲音。然後徹底清潔毛孔，直到毛孔乾乾淨淨。最後，想像皮膚完全按照它需要的方式修復成應有的樣子。

觀想版本 2

想像你拿著「溶解凝膠」（可以選一個喜歡的顏色），塗抹或噴到痘痘上。這種神奇凝膠只會溶解痘痘，留下健康無瑕的皮膚。

想像痘痘溶解、縮小，越來越小直到完全消失。你聽到它

被溶解時發出嘶嘶聲，就像真的發生一樣。然後，繼續處理下一顆痘痘。假如痘痘溶解後還有殘留物，就用想像的吸塵器清除掉。最後，想像你對自己的清理成果感到滿意又驕傲，痘痘的痕跡徹底除去，只留下美麗的健康肌膚。

觀想版本 3

就像雜誌上的模特兒照片用數位技術來修片，觀想時你也可以用同樣的方式來移除皮膚上的瑕疵，讓皮膚變得更光滑細緻。想像你放大每個部位，使用心靈的「橡皮擦」工具（就像編輯照片使用的電腦軟體橡皮擦工具）來擦掉斑點及疤痕。最後想像輕輕擦去斑點或疤痕的感覺，讓肌膚恢復到你想要的狀態——零瑕疵。

在現實中，你也可以將你的大頭照掃描到電腦裡，用編輯軟體來修飾你的皮膚。一邊修飾，一邊堅信你修片的動作會與大腦的神經元連線。這是關鍵，說明鏡像神經元正在激活大腦裡的神經路徑，把你在想像時看到的模樣帶進現實中。

感冒／流感

普通感冒通常是感染了鼻病毒，而流行性感冒（以下簡稱流感）則是染上流感病毒，前者的症狀通常是喉嚨痛、鼻塞、輕微發燒，後者的症狀通常是發燒、喉嚨痛、咳嗽和全身痠痛。

除了下面兩種觀想，還可參考「感染」、「病毒」或「喉嚨痛」的觀想法。

觀想版本 1

把你的身體想像成一個房間或洞穴，裡面有好幾百個代表感冒或流感的泡泡飄浮著。

想像一次戳破一個泡泡，並想像聽到每個泡泡「啵」地一聲破掉的聲音。接著，你用拖把將掉落在地上的泡泡碎片拖乾淨，而當你擰乾拖把時，碎片掉落水桶中，最後想像拿起水桶到身體外面倒掉碎片。

觀想版本 2

想像有一台抽吸器在堵塞的鼻竇裡走動，吸走所有的黏液。然後，想像和鼻竇部位的細胞說話，謝謝它們為了你的健康盡心盡力，再跟它們說明現在不必分泌那麼多的黏液了，因為感冒即將離開，黏液製造量只要足以保持健康即可。最後，想像在體外清理機器內的黏液。

接下來，換另一台機器，這台機器會噴灑清涼的療癒之水。現在，想像在整個喉嚨及任何受感染的部位噴灑療癒之水，想像那種清涼的感覺。

或者，可以參考「免疫力提升」、「感染」、「病毒」的

觀想法。雖然普通感冒是病毒感染，但「感染」的觀想法比「病毒」觀想法往往更適用，因為我們通常不會把尋常的感冒當成病毒感染。畢竟，你自己的心智表徵才是最重要的。如果你願意的話，還可以採用「喉嚨痛」的觀想法。

感染

許多症狀都是感染引起的，因此都能適用以下這些觀想。

觀想版本 1

任意選擇一個你認為最合適的方式來呈現感染，接著想像使用抽吸器或吸塵器等工具將感染徹底吸走，你甚至可以想像聽到了機器吸除感染時發出的聲音。每個角落和縫隙都不要放過，避免感染再次發作。想像患部被清理乾淨的樣子，所有細胞或組織看起都很健康。

觀想版本 2

任意選擇一個你認為最合適的方式來呈現感染，接著想像使用高壓水管或其他形式的強力清潔工具來沖刷患部。想像將水柱噴向患部的力道，並想像感染被沖刷得一乾二淨，所有碎屑都被一張大網攔截的畫面。最後想像收拾好網中全部的感染原（病毒、細菌、真菌或病原體），一起打包後拿到身體外面

處理掉。

觀想版本 3

也有人使用這個觀想法來處理癌症，將沖掉的感染物換成癌細胞。

想像一束如水晶般剔透（或任何會引起你共鳴的顏色）的療癒之光傾瀉而下，從頭頂灌入身體，將感染沖掉。

想像療癒之光擴散到全身每個部位，從頭頂到肩膀、手臂、胸部、背部、腹部，向下經過雙腿，最後從腳底流出去。接著，想像感染從腳底流出去，就像你沖澡時把身上的髒汙沖走一樣。

預防感染的觀想

假如你身邊有人生病，為了保護自己不受到感染，可以想像自己被一個大泡泡包覆著。堅信這個泡泡是某種能量防護罩，任何會危害身體的東西都無法進入。泡泡的厚度由你自由決定，你甚至還可以想像泡泡有顏色、由好幾層組成、會旋轉或是其他你覺得更有防護力的元素，能夠在你與感染原之間建立一道屏障。

愛滋病／人類免疫缺乏病毒

愛滋病是因為感染了人類免疫缺乏病毒（HIV）。HIV 和愛滋病之間的關係經常被誤解，愛滋病是「後天免疫缺乏症候群」英文縮寫 AIDS 的中譯，通常是指一個人的免疫細胞數量（特別是血液中的 CD4 T 淋巴細胞）低於某個數值，同時遭受到某些「趁虛而入」的病毒所感染。感染 HIV 病毒並不等於愛滋病，有許多感染 HIV 的人並沒有發展為愛滋病，因此他們沒有攜帶愛滋病毒，但是身上有會削弱免疫系統的 HIV 病毒，當免疫系統欲振乏力到一個程度，就會有趁虛而入的多種感染，這時才會被診斷為愛滋病。

感染 HIV 病毒的嚴重性，在於病毒會與免疫細胞（CD4 T 淋巴細胞，通常稱為 T 細胞）的受體結合，接著免疫細胞便被摧毀。但在 T 細胞被摧毀之前，會複製出更多的病毒並釋出到血液循環中。於是病毒會不斷增殖，而 T 細胞數量則不斷下降。

觀想時，可以採用「病毒」或「免疫力提升」的觀想法，或者兩個都做。

此外，既然病毒需要與免疫細胞的受體結合，那就想像免疫細胞會樂此不疲地隨機改變受體的形狀，讓病毒無法與受體結合。最後，想像病毒在失敗了幾次之後，就豎起白旗並自我毀滅了。

腸炎／腸胃炎

腸炎通常被稱為腸胃炎，但其實跟胃部沒有直接關係。腸炎是腸道發炎，通常是感染病毒或病菌所致。發炎是身體反制感染的一般性反應。

腫脹是體液積聚在某個身體部位的結果，體內的發炎物質（對感染的免疫反應之一）也會讓組織內狹窄的血管擴張，從而增加血流量。這就是發炎部位通常會發紅發熱的原因。

建議採用「免疫力提升」或「感染」的觀想法。或者，也可以針對發炎來觀想，想像發炎部位的紅腫逐漸消退。想像用抽吸器抽走體液，然後發紅的患部逐漸變成了健康的粉紅色。接著，想像有涼風吹送到患部，全部細胞都舒服地鬆了口氣，享受涼爽的空氣。你甚至可以想像這些細胞都面帶笑容。

腸躁症

腸躁症即大腸激躁症（irritable bowel syndrome，簡稱 IBS），其病徵包括腹瀉、腹痛及脹氣。

想像你的腸道，親切地招呼它，就像對待一位煩躁易怒的人一樣。煩躁易怒的人有時需要一些親切的關懷，因此記得給你的腸道多點溫情，撫慰它不穩定的情緒。抱抱它，輕輕地撫摸它，並且感謝它的努力工作，才能讓你保持健康。

想像你的腸道有一張臉，當你溫柔親切地對待它時，它臉上的表情從煩躁變為平靜。最後，想像它對著你微笑。

腹瀉

腹瀉通常是由某種感染引起的，因此可以直接採用「感染」觀想法。

腺體腫大

觀想版本 1

把腫大的腺體想像成鼓脹的氣球，注意氣球鼓脹的程度。

現在，想像氣球釋出了一些氣體，並想像空氣往外衝時發出咻咻或呼呼聲（聽那個聲音很好玩，會讓你笑出來），然後氣球就消氣了。想像每個氣球漸漸變小，直到放完氣。

要讓這個觀想的氣氛更輕鬆，可以套用《綠野仙蹤》中桃樂絲不小心將水灑在壞女巫身上時，女巫的尖叫聲：「我融化了！融化了！」的情節。觀想時如果附近沒有人（或是你不在意別人看到），你可以揮舞手臂，做出融化的動作。

觀想版本 2

想像有一間熱鬧的夜店叫「腺體」，裡頭擠滿了人。由於人多到爆，有些人被擠到緊貼著牆壁，吧台前也圍著好幾層

人。接著，想像門口的警衛開始驅散客人，因為人太多了。於是許多狂歡作樂的人離開「腺體」，店裡變得清靜多了，壓力也更小，吧台清出了寬闊的空間，可以放鬆地小酌兩杯。

或者，你也可以參考「免疫力提升」或「感染」的觀想法。

腦膜炎

腦膜炎顧名思義就是腦膜感染、發炎。腦膜是保護膜，覆蓋著中樞神經系統的神經。腦膜炎有兩大類型：病毒性腦膜炎與細菌性腦膜炎，病毒性腦膜炎通常不會很危險，但細菌性腦膜炎可能導致大腦損傷，有時會非常嚴重。

建議採用「感染」或「免疫力提升」的觀想法，觀想時要把注意力放在腦膜上。

過敏

過敏是因為身體的免疫系統對某些物質（過敏原）過度敏感，比如對花粉太敏感，就是大家熟知的花粉熱。

觀想時，想像你的免疫系統是由幾百個小細胞組成的，甚至可以把它們想像成一個個小人兒。想像有過敏原（例如花粉）跑進來，注意細胞會如何反應。你可以想像他們會非常敏感或超級活躍，例如當他們一發現過敏原時，全都迅速地衝過去。

因此，你只要說：「停下來。」想像細胞小人兒突然煞住

腳步，轉頭看你。接著，想像你告訴他們，說你由衷感謝他們出色的工作表現，但這個過敏原是無害的，不會有問題，所以請它們放行。然後又強調，從今以後甚至可以跟這個過敏原安全地當朋友。

現在，想像這些細胞小人兒和過敏原握手，有些免疫細胞甚至去擁抱過敏原，認清楚了雙方從今而後都是朋友。

慢性疲勞症候群／肌痛性腦脊髓炎

慢性疲勞症候群又稱肌痛性腦脊髓炎，其病徵是長期的身心疲乏。

在第十四章有提過慢性疲勞症候群／肌痛性腦脊髓炎的觀想方法，或許可以給你一些靈感。

或者，你也可以想像身體裡面有一顆光球（代表你的能量狀態），請注意看光球的大小、顏色和亮度。想像有一個調節用的刻度盤，你把它往上轉了一下，光球的亮度提高了。想像這顆光球越來越亮，光線向外輻射開來，照亮了你整個身體。

想像光線穿透肌肉，將肌肉灌飽了能量；想像光隨著血液流動，將能量輸送到身體各個部位。最後想像你跳了一支勝利之舞，來慶祝自己恢復了能量與力氣。

此外，有些關於病因的推論，主張肌痛性腦脊髓炎是體內毒素堆積造成的。因此你也可以採用「毒素」的觀想法，來清

除體內的毒素。

瘧疾

瘧疾是遭到病媒蚊叮咬而感染瘧原蟲的一種傳染病，這種寄生蟲會入侵並破壞紅血球。瘧疾會導致反覆（週期性）發燒、畏寒、冒汗、疲倦，甚至出現黃疸和貧血。

可以參考「原蟲感染」或「感染」的觀想法，來防止細胞被感染源侵害。或者，也可以參考「免疫力提升」的觀想法。

膀胱炎

膀胱炎是膀胱和尿道的細菌感染，建議採用「感染」的觀想法。此外，緩解燒灼感的觀想如下：想像你人在膀胱內，看到了紅腫的細胞。現在想像你有好幾桶藍色的神奇冷卻液，這種塗抹患部的外用藥質地濃稠、觸感冰涼。現在想像你將冷卻液塗抹到細胞上，一次只塗抹一個細胞，並看著細胞降低溫度，原先不正常的紅色也回復成原來健康的粉紅色。

鼻竇炎

鼻竇炎是感染了肺炎鏈球菌（streptococcus pneumoniae）或流感嗜血桿菌（haemophilus influenzae），從而導致鼻竇發炎（鼻竇是臉骨中充滿空氣的一個空間）。鼻竇炎可能會造成

從鼻竇到鼻孔堵塞，不能自由排出鼻涕，由此產生的壓力累積後，會導致臉部或頭部疼痛。

觀想版本 1

從「發炎」觀想法開始做起。想像炎症被清除後，呼吸道暢通無阻，空氣與液體都可自由流動。

觀想版本 2

將鼻竇處的壓迫感想像成一個鼓脹的氣球，鼓脹程度代表你現在感受到的壓力。現在，想像釋出氣球內的氣體，並聽見氣體往外衝時發出咻咻聲或呼呼聲。想像呼吸變得毫不費力，而鼻涕又可以在鼻竇裡自由流動。

或者，也可以參考「感染」的觀想法。

憂鬱症

想像身體中央有一顆代表快樂的淡綠色、粉紅色或白色的光球，或把快樂想像成燭火。請留意光球或燭火的大小。

如果你想像的是光球，請加上一個調節用的刻度盤或亮度調節開關，並把亮度調高。如果你想像的是燭火，就想像燭芯變長，使得燭光更亮。把亮度及大小視為一種心智表徵，代表你內在的力量、韌性及快樂。

你甚至可以在觀想時加碼，想像光球或燭火大放光明、燦爛明亮，照遍你的全身上下。想像光伴隨著血液流動，照亮血管、心臟、大腦及其他的身體器官。想像光照亮了肌肉，散發出能量和力量。

想像這股強大的光束包圍著你，並加上愛彌爾·庫埃著名的肯定語：「每一天、每一方面，我都會越來越好。」

憤怒

觀想版本 1

把憤怒想像成一顆嘶嘶作響的大光球，或想像成仙女棒或煙火，並給它一個你覺得適合的顏色。

想像有一個代表憤怒程度的刻度盤，看看它現在設定在哪個憤怒程度。現在重新調整刻度盤，把憤怒程度往下調降到你想要的水準，你是否有可能把憤怒值調降到零？看著光球越縮越小，最後在小小的一聲「啪」中完全消失。

深呼吸一口氣，再徐徐吐出。重複三次。

觀想版本 2

一個強大的練習方法是先想像一些讓你生氣的事情，然後再做上述的觀想。將嘶嘶作響的光球放進你想像的場景中。如此練習下來，你就可象徵性地減少對每件事的怒火，如果日後

又遇到相同的情況，就不容易失控發火了。或許你必須一口氣做上幾次（十至二十次）的觀想，才能抵銷你對某些情況的憤怒情緒，但這是值得的。

　　如果你的怒火針對的是某個人，當你的怒氣「啪」地一聲消散後，想像你跟對方說一些能夠反映你新狀態的話，或甚至能夠說出：「我原諒你了。」

觀想版本 3

　　想像你所有的憤怒都被控制在一個壓力鍋裡，你看著壓力鍋在你的內在旋轉。現在打開閥門，把壓力釋放出去，你聽到了嘶嘶聲，感受到內在的壓力逐漸下降，直到嘶嘶聲停止而怒火消失。

觀想版本 4

　　在這個觀想版本中，我們要來重新設定你的大腦迴路。

　　想像讓你生氣的事或人，並把你腦袋中的想法弄清楚。一旦感受到憤怒或煩躁，就開始跳一段傻兮兮的舞蹈，誇張的舞步要能讓你放聲大笑。逐漸的，你的大腦會把讓你生氣的人或事與愉快的感覺連結在一起。

　　接著強化這個連結，現在再想一遍讓你生氣的人或事，然後再跳一次傻兮兮的舞蹈。每一個會讓你生氣的場景，可能需

要連續做上十至二十次的觀想，才能重新設定好大腦迴路。

橘皮組織

把長了橘皮組織的身體部位，想像成那裡的細胞就像一排排胖嘟嘟、油膩膩的果凍磚塊。

接著，想像用抽吸器或吸塵器去吸走這些橘皮細胞。想像吸力振動著塑膠管，直到那些一時吸不起來的細胞也都吸上來後，再想像你聽到了脂肪被吸進袋子裡時發出的聲音。一旦所有橘皮細胞都被吸走後，想像你看到了緊實、健康的皮膚。

或者，你也可以想像有一大群嗜吃脂肪的小精靈或食人魚，或是熱愛吃橘皮組織的兔子，牠們高興地吃掉了橘皮組織，留下漂亮、健康的皮膚。

燒燙傷

想像有一個噴霧器，對著燒燙傷的患部噴灑出一層細緻的神奇冷凝膠。想像你站在傷處下面，待在細胞沒有受損之處，接著想像新的細胞已經形成，並取代了受損的細胞，一層層取代、修復，直到表皮層，所有受損的細胞全部都被健康的新細胞取代了。

糖尿病

糖尿病分為兩大類：第一型糖尿病與第二型糖尿病。第一型糖尿病是一種自體免疫疾病，因為免疫系統攻擊胰臟製造胰島素的 β 細胞而導致血糖升高。第二型糖尿病是最常見的糖尿病型態，主要原因是身體出現了胰島素阻抗或是降低對胰島素的敏感性，因而造成了高血糖。第二型糖尿病好發於體重過重的成年人身上。

第一型糖尿病的觀想

參考「自體免疫疾病」的觀想法。此外，也可以想像胰臟中充滿了綠色的療癒之光（綠色象徵再生）。想像損壞的 β 細胞沐浴在光中，以及想像這些細胞再生。

第二型糖尿病的觀想

首先，有些研究指出，在許多例子中調整飲食可以逆轉第二型糖尿病。

有些研究還指出，第二型糖尿病的患者之所以對胰島素敏感度差，是細胞表面的胰島素受體造成的。因此在這個觀想中，要想像受體一直在沉睡，而你喚醒了它。

你可以隨意想像胰島素受體的樣子，並看見它還在呼呼大

睡。接著,想像你搖醒受體,它醒過來後打了個呵欠,伸伸懶腰。你告訴它,一直以來你都很感謝它出色的工作表現,也很高興它能夠小睡了一下,但現在是起床的時候了。想像它看起來精神飽滿,並謝謝你喚醒了它,而它也很興奮地要準備大展身手了。

靜脈曲張

靜脈曲張是指靜脈過度擴張,大部分出現在腿部。

觀想時,可以想像有一條充氣太飽的靜脈,上方有一個閥門。現在想像從閥門緩緩放氣,並想像聽到氣體往外衝的聲音,跟氣球或氣墊床放氣的聲音一樣。接著,想像鼓脹的靜脈縮回了正常的尺寸。分別為每一條曲張變形的靜脈做這個觀想。

壓力

觀想版本 1

壓力通常有特定的觸發因素——也就是說,有個容易引發壓力的某個人或某件事。想像你置身在一個會觸發壓力反應的情境中,但你並沒有壓力沉重的緊繃感,反而展現出自己想要的狀態。尤其是想像你的肩膀放鬆、抬頭挺胸,臉和頸部也放鬆了。平穩地深呼吸五至十次,維持這樣的觀想。

如果遇到其他會觸發壓力的情境,同樣比照辦理。

觀想版本 2

把你受到的壓力想像成一顆鼓脹的氣球，用鼓脹程度來代表你感受到的壓力。現在深呼吸，想像你解開了氣球的打結處放氣，並想像你聽見氣體從氣球往外衝的咻咻聲。最後，想像那顆放完氣後完全癟掉的氣球。重複以上步驟五至十次。

觀想版本 3

把你的壓力想像成一個嘶嘶作響、冒著火花的能量球。想像有一個調節用的刻度盤，上面寫著「壓力指數」，你還看到了這個刻度盤上目前的設定。深呼吸，吐氣時把設定的數值調低，一直轉到零，讓嘶嘶作響的能量球越縮越小，最後「啪」地一聲消失無蹤。重複以上步驟五至十次。

還有另一個替代版本：不使用能量球，而是把讓你受到壓力的情境想像成一個有邊框的畫面。同樣將調節用的刻度盤轉到零，讓這些畫面一直縮小，直至啪地一聲消失。這是在告訴大腦，這些情境對你來說已經不再有壓力。

癌症

比起其他病症，我收錄了更多針對癌症的觀想法，畢竟癌症不僅太常見，而且還會在身體各處以不同形式表現出來。

除了以下的觀想，也可以參考第十四章的其他例子。

癌症的通用觀想

通常情況下，人們觀想時，都會想像腫瘤萎縮變小。至於萎縮變小的手段，有人是想像腫瘤被免疫細胞吃掉，有人把化療藥物想像為吞食癌細胞的小精靈或食人魚，還有一些接受放療的病人則想像放射線或質子光束把腫瘤熔化了。

此外，有人想像療癒之光照射著腫瘤；有人想像用幾顆水晶圍繞著腫瘤，水晶發射的療癒光束瓦解了腫瘤；有人想像腫瘤像冰塊或雪球一樣融化，然後把殘留物丟棄到體外。還有一些人不是觀想腫瘤，而是想像用前述的手段，將實際的癌細胞摧毀、縮小或融解。

總之，結果都是：腫瘤不斷縮小，直至消失。

以下這些觀想方法都是前述主題的變化版本。

觀想版本 1

觀想免疫系統時，有的人喜歡設定非常明確的意圖，因此他們會想像骨髓製造出免疫細胞，然後免疫細胞離開骨髓四處搜尋並吞噬或摧毀癌細胞。他們會想像免疫細胞的形狀、免疫細胞的移動方式，以及想像免疫細胞如何吞噬或摧毀癌細胞。

但你不用精確地理解免疫細胞如何運作，只要有一個清晰

的心智表徵能夠清楚表明你的意圖就已足夠。不過,確實有些人更喜歡弄清楚免疫細胞的運作機制,因此我特別在自己的網站(www.drdavidhamilton.com/howtovisualize)準備了一些觀想資源。

想讓觀想更有趣一點,可以在沒有人看到你的情形下好好玩一玩。比如說,融解腫瘤時,不妨套用《綠野仙蹤》裡的壞女巫那樣嚷嚷道:「我融化了!融化了!」甚至可以揮舞手臂、晃動身體,表演融化的過程,看起來就像在跳勝利之舞。

觀想版本 2

觀想罹癌部位的細胞。你可以想像其中有些細胞是可愛、健康的粉紅色,有些細胞則不僅顏色不對勁,還被黏液覆蓋著——代表癌細胞。

現在想像你拿著一支刷子及特製的清潔液,開始清潔這些細胞,一次一個,直到每個細胞都泛出光澤,恢復正常的健康顏色。

如果你更喜歡高科技的產品,可以想像你拿著一把雷射槍,把全部的癌細胞都殲滅,並想像所有健康的細胞都完好如初。想像你清除了任何殘留物或用抽吸器吸走,然後帶到身體外面處理掉。

觀想版本 3

有些人更願意將癌症視為自己的一部分，付出愛及關懷來對待它們，而不是攻擊或消滅。你可以想像與癌細胞坐在一起，擁抱它們，說你愛它們（如果癌症是有意識的，它可能不知道自己正在傷害你，而是以為自己在幫你）。想像癌細胞說它們也很愛你。然後告訴它們，現在你必須讓它們離開了。想像它們的臉上露出燦爛的笑容，離開時揮手向你道別。

觀想版本 4

以下是針對 DNA 的觀想。TP53 基因是一種「腫瘤抑制基因」，會分泌名為 p53 的腫瘤蛋白，被視為「基因守護者」，有時甚至被稱為「守護天使基因」。它是預防腫瘤形成的關鍵。

你可以任意想像 TP53 基因的樣子，或許類似某種守護神或守護天使。想像你罹患癌症的原因是守護神失蹤或受傷了，或是其他你想得到的理由。

現在，想像守護神光榮回歸了；如果祂之前受傷了，就想像你給祂藥物，讓祂調理傷勢後恢復健康。把 DNA 想像成守護天使的翅膀，這些翅膀伸展開來以示健康，並泛著一波波的光暈。

想像守護神在你的身體內飛行，所到之處的癌細胞都被摧

毀。你可以想像守護神發射出消滅癌細胞的彩色光束，或是你可能更喜歡平和的方式，想像守護神請（或命令）癌細胞離開（畢竟，癌細胞明白當家作主的是守護神）。你甚至可以想像癌細胞漸漸縮小，直到最後「啪」一聲消失不見。

關節炎

關節炎的主要病徵是關節的軟骨退化磨損，以及關節之間缺乏滑液的潤滑及緩衝，導致骨頭互相摩擦而導致疼痛和發炎。

觀想版本 1

想像你拿著一支大針筒或一個油罐，裡面裝滿了零摩擦、永久有效的油性液體，液體是無色或有顏色（由你決定，看看哪種顏色讓你最舒服）。

現在想像你將油性液體擠到關節裡，並感覺黏稠的液體滲入了關節，可以看見軟骨的各個部分鬆開了。或者，你甚至可以想像油性小原子從針筒或油罐滑下來，興高采烈地滑進關節裡面。

然後，想像上了油的關節可以毫不費力地活動，並想像你正在做一件需要動用到關節的事情，感覺關節不疼痛且健康。

觀想版本 2

想像有幾輛挖土機開到關節裡，挖土機配備了特殊的切割工具，可以移除造成摩擦疼痛的多餘骨頭，鬭出一個空間。接著，想像挖土機豎起鋼梁撐住這個空間，讓骨頭不會再互相碰觸、摩擦。

現在想像另一輛挖土機開過來了，鏟斗裡裝滿了永久有效的神奇潤滑液。想像挖土機將潤滑液傾倒進關節裡，填滿那個空隙。

類風濕性關節炎

類風濕性關節炎是自體免疫疾病：免疫系統攻擊關節。

建議採用「自體免疫疾病」的觀想法，或針對「關節炎」觀想，或是兩種觀想法都做。

囊腫性纖維化

囊腫性纖維化是一種遺傳疾病，會影響肺、肝、胰及腸道的黏液腺，導致產生濃稠的黏液。這會導致呼吸道阻塞，而累積的黏液會造成嚴重的支氣管炎和肺炎。

除了以下的三種觀想，也可以參考「支氣管炎」的觀想法（省略抽菸殘留物的部分）或「肺炎」的觀想法。

觀想版本 1

囊腫性纖維化是 CFTR 基因缺陷所導致。你可以將 CFTR 基因想像成一個疲倦或受傷的小人兒，並想像他身上有一條臍帶與 DNA 連接。

好好照顧這個小人兒，供給他藥物和營養素，讓他恢復生氣與活力。擁抱他、呵護他、憐惜他、關心他，想像他變得更強，身上綻放出光芒。

觀想版本 2（處理黏液）

想像有一台抽吸器在充滿黏液的身體部位移動，吸走所有的黏液。接著，想像你對這些部位的細胞說話，感謝它們為了守護你的健康所做的努力，並向它們解釋，現在已經不需要製造那麼多的黏液了。最後，想像清空機器裡的黏液倒在體外。

觀想版本 3

想像你編寫了新的基因程式，用來取代有基因缺陷的那一份，命令 DNA 找出另一個維護健康的方法。這就像飛機有一具引擎故障時，仍然還有其他引擎可以替補，讓飛機平安返航。因此，如果一個基因有缺陷，可以想像身體有變更基因程式的能力，好讓你依然健健康康，症狀大幅減輕。

將程式想像成一顆光球（你可以挑個喜歡的顏色），並想像將它放進 DNA 內。想像它的顏色逐漸擴散到整個 DNA，並聽到 DNA 說道：「指令已經收到了。謝謝。」

癲癇

癲癇是腦細胞異常放電的表現，會反覆發作，每次的發作時間都不長。

首先，觀想大腦的內部，想像有一群焦慮不安的小人兒在那裡觀望，警覺、緊張，還有點害怕。這些小人兒代表癲癇，他們很警惕，因為這裡其實不是他們的家。

你告訴這些小人兒不用害怕，他們很安全，而且你愛他們。一切都會沒事，他們可以放輕鬆。告訴他們，你會幫忙他們回家。想像一輛大巴士開來了，你看著所有的癲癇小人兒都上了車。當巴士向遠方駛去時，想像他們隔著車窗跟你揮手道別。

致謝

　　我要感謝出版商賀氏書屋（Hay House），在我成為一名作家的過程中，他們多年來一直支持我，使我能夠寫自己想寫的主題。

　　本書第一版曾幫助過許多人踏上療癒之旅，給了他們希望、自信及實用的技巧，希望這個最新修訂的版本也能發揮同等的效果。有時，我會覺得出版商的功勞沒有得到充分的肯定。倘若不是每一個出版社員工的個人貢獻，像這一類的書根本到不了需要幫助的讀者手上。從第一次下筆到付梓的那一刻為止，全程都靠團隊的努力與通力合作。

　　我的編輯 Debra Wolter 是團隊的成員之一，她的專業功力讓本書的內容讀起來更加流暢，也釐清了許多重點並調整全書架構，這本書在她的協助之下改頭換面，讓讀者更容易理解。

　　我還想感謝許多的熱心人士，他們寄來自己的觀想經驗及故事。他們懷抱著善意，希望自己的經歷能夠幫助其他生病或受傷的人。

　　從二〇〇八年的初版到這一次新版問世期間，我跟不少研究人員透過訪談及電子郵件交流，他們非常親切地寄來了所有研究的來源、訊息及參考資料，或是回答我的特定問題。尤其要感謝以下這些朋友：Fabrizio Benedetti、Barbara Anderson、Lyn Freeman、Stephanie Wai-Shan Louie（第一版），以及 Ann Jacobsen、Jane Ehrman、Andreas Charalambous（第二版）。

　　我為這次的新版添加了不少新內容，大部分都是在蘇格蘭的斯特陵（Stirling）尼羅咖啡屋（Caffè Nero）完成的，我後來稱這間咖啡屋是「我的辦公室」。我很感謝他們有第一流的咖啡、藍莓馬芬、薄荷茶（我每天只能享受一杯咖啡，在咖啡因攝取量達到上限後就喝這個），尤其是態度親切的員工。假如沒有他們，我大概就得換另一間辦公室了。

　　我要感謝我的伴侶伊莉莎白（Elizabeth Caproni），如果不是她的全力支持，我應該不可能走上寫作、出書這條路。我剛出道時，伊莉莎白和我都還在努力拓展事業（伊莉莎白是演員，我是作家）。我們兩人的經濟狀況可說是捉襟見肘，因此伊莉莎白除了當演員，還接了很多兼職，從來沒要求我出門賺錢。她不辭勞苦地做我的後盾，頂著寒風細雨在戶外工作，讓我能窩在溫暖的咖啡屋裡寫作，後來還自費出版了我的第一本書。從那之後，她一直都是我的支柱。

　　我還要感謝我的父母，以及三個姊妹、她們的伴侶和子

女，因為他們的愛與支持，我才能做好這些事情。伊莉莎白的父母也是我的家人。我多次從我的家人那裡汲取愛，並在需要時獲得力量，這讓我感到非常安心。我覺得自己足夠幸運，得以擁有這樣一張由愛與支持編織成的親密網絡。

參考書目

第1章 正向思考的力量

- 梅約診所對樂觀主義者和悲觀主義者的研究，請見：T. Maruta et al., 'Optimism-pessimism assessed in the 1960s and self-reported health status 30 years later', Mayo Clinic Proceedings, 2002, 77(8), 748–753

- 2004 年對 999 名荷蘭男性的研究，請見：E.J. Giltay et al., 'Dispositional Optimism and All-Cause and Cardiovascular Mortality in a Prospective Cohort of Elderly Dutch Men and Women', *Archives of General Psychiatry*, 2004, 61, 1126–35.

- 針對天主教修女的研究，請見：D.D. Danner et al., 'Positive Emotions in Early Life and Longevity: Findings from the Nun Study', *Journal of Personality and Social Psychology*, 2001, 80(5), 804–13.

- 普通感冒和流感對不同情緒型態者有何影響的研究，請見：S. Cohen et al., 'Positive Emotional Style Predicts Resistance to Illness After Experimental Exposure to Rhinovirus or Influenza A Virus', *Psychosomatic Medicine*, 2006, 68, 809–15.

- 關於 200 名被裁員的電信業主管的研究，請見：Peggy Rynk, 'The Value of a Healthy Attitude: How Faith, Anger, Humor, and Boredom Can Affect Your Health', *Vibrant Life*, March–April 2003.

- 針對 586 人的研究發現，心態是預防心臟病的最好方法。請見：D.M. Becker, 'Positive attitude is best prevention against heart disease', paper presented at the American Heart Association Annual Scientific Sessions, Anaheim, CA, 12 November 2001.
- 針對 866 名心臟病患者和積極態度的研究，請見：B. Brummett, 'Positive Outlook Linked to Longer Life in Heart Patients', paper presented at the American Psychosomatic Society, March 2003.
- 關於情緒活力的研究，請見：L.D. Kubzansky and R.C. Thurston, 'Emotional Vitality and Incident Coronary Heart Disease: Benefits of Healthy Psychological Functioning', *Archives of General Psychiatry*, 2007, 64(12), 1393–1401.
- 關於「關係硬碰硬，心也會變硬」的研究，請見：
  1. T.W. Smith et al., 'Marital Conflict Behavior and Coronary Artery Calcification', paper presented at the American Psychosomatic Society 64th Annual Meeting, Denver, CO, 3 March 2006.
  2. T.W. Smith et al., 'Hostile Personality Traits and Coronary Artery Calcification in Middle-Aged and Older Married Couples: Different Effects for Self-Reports Versus Spouse Ratings', *Psychosomatic Medicine*, 2007, 69(5), 441–48.
  3. P. Pearsall, 'Contextual cardiology: what modern medicine can learn from ancient Hawaiian wisdom', *Cleveland Clinical Journal of Medicine*, 2007, 74(1), S99–S104.

- 為期 25 年、關於敵意的研究，請見： J.C. Barefoot et al., 'Hostility, CHD Incidence, and Total Mortality:A 25-year Follow-Up study of 255

Physicians', *Psychosomatic Medicine*, 1983, 45(1), 59–63.

- 在這篇論文中，把敵意視為心臟病的一個指標，請見：R.B.Williams et al., 'Psychosocial Risk Factors for Cardiovascular Disease:More Than One Culprit at Work', *Journal of the American Medical Association*, 2003, 290(16), 2190–92.

- 芬蘭的滿意度研究，請見：H. Koivumaa-Honkanen et al., 'Self-Reported Life Satisfaction and 20-Year Mortality in Healthy Finnish Adults', *American Journal of Epidemiology*, 2000, 152(10), 983–91.

- 「花錢買幸福」的研究，請見： E. W. Dunn et al., 'Spending Money on Others Promotes Happiness', *Science*, 2008, 319, 1687–1688.

- 關於心態對老化的影響，請見：B.R. Levy et al., 'Longevity increased by positive self-perceptions of aging', *Journal of Personality and Social Psychology*, 2002, 83(2), 261–70.

- 積極、正面的態度對血壓有好處的研究，請見：G.V. Ostir et al., 'Hypertension in Older Adults and the Role of Positive Emotions', *Psychosomatic Medicine*, 2006, 68, 727–33.

- 關於衰弱與心態的研究，請見：G.V. Ostir et al., 'Onset of Frailty in Older Adults and the Protective Role of Positive Affect', *Psychology and Aging*, 2004, 19(3), 402–08.

- 關於生活滿意度和壽命之間的關係，請見：T.M. Lyyra et al., 'Satisfaction With Present Life Predicts Survival in Octogenarians', *The Journals of Gerentology Series B: Psychological Sciences and Social Sciences*, 2006, 61(6), 319–26.

- 帕澤特科學公司（Posit Science Corporation）的研究，請見：
  1. H.W. Mahncke et al., 'Memory enhancement in healthy older adults us-

ing a brain plasticity-based training program: A randomized, controlled study', *Proceedings of the National Academy of Sciences, USA*, 2006, 103(33), 12523–28.

2. H.W. Mahncke et al., 'Brain plasticity and functional losses in the aged: scientific basis for a novel intervention', *Progress in Brain Research*, 2006, 157, 81–109.

- 1959 年哈佛大學關於年齡的研究，請見：Ellen J. Langer PhD, *Mindfulness* (Da Capo Press, 1990).
- 關於動腦和降低阿茲海默症罹患風險的資訊，請見：R.S. Wilson et al., 'Participation in Cognitively Stimulating Activities and Risk of Incident Alzheimer's Disease', *Journal of the American Medical Association*, 2002, 287(6), 742–48.
- 關於「促發」（priming）的實驗，請見：
  1. J.A. Bargh et al., 'Automaticity of social behavior: Direct effects of trait construct and stereotype activation on action', *Journal of Personality and Social Psychology*, 1996, 71(2), 230–44.
  2. T.M. Hess et al., 'Explicit and Implicit Stereotype Activation Effects on Memory: Do Age and Awareness Moderate the Impact of Priming?', *Psychology and Aging*, 2004, 19(3), 495–505.

第2章　相信的心靈力量

- 引述班內迪帝（Fabrizio Benedetti）教授的這段話出自：Mechanisms of Placebo and Placebo-Related Effects Across Diseases and Treatments',

Annual Review of Pharmacology and Toxicology, 2008, 46, 33–60. 這也是近期關於安慰劑效應研究一篇很好的文獻綜述。.

* 帕金森氏症患者接受安慰劑後，多巴胺的釋出情況，請見：

    1. R. de la Fuente-Fernández et al., 'Expectation and Dopamine Release: Mechanism of the Placebo Effect in Parkinson's disease', *Science*, 2001, 293(5532), 1164–66.

    2. R. de la Fuente-Fernández et al., 'Dopamine release in human ventral striatum and expectation of reward', *Behavioral Brain Research*, 2002, 136(2), 359–63.

* 在安慰劑鎮痛過程中，鴉片類物質釋出的第一個證據可以在以下找到：J.D. Levine et al., 'The Mechanism of Placebo Analgesia', *The Lancet*, 1978, 654–57.

* 研究人員還對安慰劑效應進行了深入的追蹤，並討論患者接受百憂解或安慰劑時腦部掃描的相似性，請見：F. Benedetti et al., 'Neurobiological mechanisms of the placebo effect', *Journal of Neuroscience*, 2005, 25(45), 10390–402.

* 關於接受安慰劑和高安慰劑效應者的 MRI 腦部掃描，請見：

    1. J.K. Zubieta et al., 'Placebo Effects Mediated by Endogenous Opioid Activity on m-opioid Receptors', *Journal of Neuroscience*, 2005, 25, 7754–62.

    2. T.D. Wager et al., 'Placebo effects on human m-opioid activity during pain', *Proceedings of the National Academy of Sciences, USA*, 2007, 104(26), 11056–61.

- 關於一些臨床試驗結果，可上網查看：https://www.centerwatch.com / cwweekly/category/news/trial-results/ (last accessed 5 June 2018).
- 關於慢性疲勞症候群的研究，請見：S.E. Strauss et al., 'Acyclovir Treatment of the Chronic Fatigue Syndrome: Lack of Efficacy in a Placebo-Controlled Trial', *New England Journal of Medicine*, 1988, 319(26), 1692–98.
- 關於氣喘安慰劑的研究，請見：
  1. T. Luparello et al., 'Influences of Suggestion on Airway Reactivity in Asthmatic Subjects', *Psychosomatic Medicine*, 1969, XXX, 819–25.
  2. E.R. McFadden et al., 'The Mechanism of Action of Suggestion in the Induction of Acute Asthma Attacks', *Psychosomatic Medicine*, 1969, XXXI, 134–43.

- 關於提高表現的安慰劑研究，請見：F. Benedetti et al., 'Opioid-Mediated Placebo Responses Boost Pain Endurance and Physical Performance: Is It Doping in Sport Competitions?' *Journal of Neuroscience*, 2007, 27(44), 11934–39.
- 關於飯店女清潔工的研究，請見：A. J. Crum and E. J. Langer et al., "Mind-Set Matters: Exercise and the Placebo Effect', *Psychological Science*, 2007, 18(2), 165-171.
- 信念影響女學生數學成績的相關研究，請見：I. DarNimrod and S.J. Heine, 'Exposure to Scientific Theories Affects Women's Math Performance', *Science*, 2006, 314(5798), 435.
- 關於安慰劑反應者的資訊，以及大量安慰劑研究的資訊，請見：Daniel Moerman, *Meaning, Medicine and the 'Placebo Effect'* (Cambridge

University Press, 2002).

- 關於 1954 年出血性潰瘍的研究，可以在丹尼爾·摩爾曼（Daniel Moerman）的書中找到。

- 關於手臂疼痛的研究，請見：F. Benedetti, 'The opposite effects of the opiate antagonist naloxone and the cholecystokinin antagonist proglumide on placebo analgesia', *Pain*, 1996, 64(3), 535–43.

- 關於「誇大藥效」或「貶低藥效」的牙齒注射研究，請見：S.L. Gryll and M. Katahn, 'Situational Factors Contributing to the Placebo Effect', *Psychopharmacology*, 1978, 57(3), 253–61.

- 關於「積極問診」和「消極問診」效果的研究，請見：K.B. Thomas, 'General practice consultations: is there any point in being positive?' *British Medical Journal*, 1987, 294, 1200–02.

- 關於樂觀主義者和悲觀主義者的研究，以及他們在安慰劑效應中的反應，見下文：

    1. 關於悲觀主義者的研究，請見：A.L. Geers et al., 'Reconsidering the role of personality in placebo effects: Dispositional optimism, situational expectations, and the placebo response', *Journal of Psychosomatic Research*, 2005, 58(2), 212–17.

    2. 關於樂觀主義者的研究，請見：A.L. Geers et al., 'Further evidence for individual differences in placebo responding: an interactionist perspective', *Psychosomatic Research*, 2007, 62(5), 563–70.

- 使用「環孢靈素」（cyclosporin A）的制約免疫反應研究，請見：M. U. Goebel et al., 'Behavioral conditioning of immunosuppression is possible in humans', *FASEB Journal*, 2002, 16, 1869–73.

- 班內迪帝針對免疫和生長激素濃度的制約反應研究，請見：F. Bene-detti et al., 'Conscious Expectation and Unconscious Conditioning in An-algesic, Motor, and Hormonal Placebo/Nocebo Responses', *Journal of Neuroscience*, 2002, 23(10), 4315–23.
- 班內迪帝讓帕金森氏症患者使用安慰劑來取代藥物阿朴嗎啡的研究，請見：F. Benedetti et al., 'Teaching neurons to respond to placebos', *Journal of Physiology*, 2016, 594(19), 5647–5660.
- PCDR 研究和如何使用制約反應來提高安慰劑效應的討論，請見：Jo Marchant, *Cure* (Canongate Books, London, 2017), Chapter 3, 'Pavlov's Power'.

第3章　讓藥物更有效的關鍵

- 2008 年的抗抑鬱藥分析，發現安慰劑效應超過 80%，請見：I. Kirsch et al., 'Initial Severity and Antidepressant Benefits: A Meta-Analysis of Data Submitted to the Food and Drug Administration', *PLOS Medicine*, February 2008, 5(2), e45, 0260–68.
- 本章中提到的一些研究，也可以在丹尼爾‧摩爾曼的出色作品中找到。想對安慰劑的作用及其影響有更全面的了解，我推薦丹尼爾‧摩爾曼的書。
- 引用的是 Cecil G. Helman 醫生的話，請見：'Placebos and nocebos: the cultural construction of belief' in *Understanding the Placebo Effect in Complementary Medicine, Theory, Practice and Research*, ed. D. Peters (Churchill Livingstone, 2001).
- 關於藍色和粉紅色鎮靜劑和興奮劑的研究，請見：B. Blackwell et al., 'Demonstration to medical students of placebo responses and non-drug

factors', *Lancet*, 1972, 1(7763), 1279–82.

- 美國和歐洲關於注射和藥錠的研究，請見：A.J. de Craen et al., 'Placebo effect in the acute treatment of migraine: subcutaneous placebos are better than oral placebos', *Journal of Neurology*, 2000, 247(3), 183–88.
- 法國對抗潰瘍藥泰胃美（Tagamet）的研究，請見：R. Lambert et al., 'Treatment of duodenal and gastric ulcer with cimetidine: A multicenter double-blind trial', *Gastroenterologie Clinique et Biologique*, 1977, 1(11), 855–60.
- 在巴西進行的研究，請見：J.A. Salgado et al., 'Endoscopic findings after antacid, cimetidine and placebo for peptic ulcer – importance of staging the lesions', *Arquivos De Gastroenterologia*, 1981, 18(2), 51–3. 上述兩項研究在丹尼爾‧摩爾曼的書中也有提及。
- 丹尼爾‧摩爾曼在書中提過，善胃得（Zantac）上市後，泰胃美的藥效就降低了。醫學博士赫伯‧班森（Herbert Benson）的作品《心靈的治療力量》（*Timeless Healing*）(Scribner, 1995) 也有提到。
- 基爾大學的阿斯匹靈研究，請見：A. Branthwaite and P. Cooper, 'Analgesic effects of branding in treatment of headaches', *British Medical Journal*, 1981, 282, 1576–78.
- 有人認為威而鋼的名字增強了它的功效，請見：A.K. Vallance, 'Something out of nothing: the placebo effect', *Advances in Psychiatric Treatment*, 2006, 12, 287–96.
- 在抗潰瘍藥物的試驗中，四顆安慰劑的效果優於兩顆，請見：A.J. de Craen et al., 'Placebo effect in the treatment of duodenal ulcer', *British Journal of Clinical Pharmacology*, 1999, 48(6), 853–60.
- 關於降膽固醇藥物「克氯吩貝」醫囑順應性的調查，請見：Coronary

Drug Project Research Group, 'Influence of Adherence to Treatment and Response of Cholesterol on Mortality in the Coronary Drug Project', *New England Journal of Medicine*, 1980, 303(18), 1038–41.

- 內乳動脈結紮的真假手術研究，請見：

   1. E.G. Dimond et al., 'Comparison of internal mammary artery ligation and sham operation for angina pectoris', *American Journal of Cardiology*, 1960, 5, 483–86.

   2. L.A. Cobb et al., 'An Evaluation of Internal-Mammary-Artery Ligation by a Double-Blind Technique', *New England Journal of Medicine*, 1959, 260(22), 1115–18.

- 53 個臨床試驗的總結分析，比較了實際手術和假手術，請見：K. War-tolowska et al., 'Use of placebo controls in the evaluation of surgery: systematic review', *British Medical Journal*, 2014, 348, g3253.

- 關於強效止痛藥萘普生（naproxen）的研究，請見：J.F. Bergmann et al., 'A randomised clinical trial of the effect of informed consent on the analgesic activity of placebo and naproxen in cancer pain', *Clinical Trials and Meta-Analysis*, 1994, 29(1), 41–7.

- 研究顯示安慰劑可以和 6-8 毫克的嗎啡一樣有效，請見：J.D. Levine and N.C. Gordon, 'Influence of the method of drug administration on analgesic response', *Nature*, 1984, 312, 755.

- 研究顯示，除非患者知道自己服用的是煩寧，否則煩寧不會起作用，請見：F. Benedetti et al., 'Hidden Administration of Drugs', *Clinical Pharmacology and Therapeutics*, 2011, 90, 651–661.

- 關於班內迪帝這段話：「既然有安慰劑效應，就表示我們必須打破認

知上的局限，擴展我們對於……人類能力的固有看法。」的出處：F. Benedetti et al., 'Neurobiological Mechanisms of the Placebo Effect', *Journal of Neuroscience*, 2005, 25(45), 10390–402.

- 研究顯示，明示安慰劑的效果是透過無意識的過程發生的，請見：K.B. Jensen et al., 'A Neural Mechanism for Nonconscious Activation of Conditioned Placebo and Nocebo Responses', *Cerebral Cortex*, 2015, 25(10), 3903–3910.

- 關於腸躁症的明示安慰劑研究，請見：T.J. Kaptchuk et al., 'Placebos without Deception: A Randomized Controlled Trial in Irritable Bowel Syndrome', *PLOS ONE*, 2010, 5(12), e15591.

- 關於慢性下背痛的明示安慰劑研究，請見：C. Carvalho et al., 'Open-label placebo treatment in chronic low back pain: a randomized controlled trial', *Pain*, 2016, 157(12), 2766–2772.

- 關於癌症患者疲倦程度的明示安慰劑研究，請見：T.W. Hoenemeyer et al., 'Open-Label Placebo Treatment for Cancer-Related Fatigue: A Randomized-Controlled Clinical Trial', *Scientific Reports*, 2018, 8(2784), 1–8.

第4章　可塑性的力量

- 關於交響樂團成員大腦變化的研究，請見：V. Sluming et al., 'Voxel-Based Morphometry Reveals Increased Gray Matter Density in Broca's Area in Male Symphony Orchestra Musicians', *NeuroImage*, 2002, 17(3), 1613–22.

- 關於盲人學習盲文時的腦圖變化，見載於醫學博士諾曼・多吉（Norman Doidge）的著作《改變是大腦的天性》（*The Brain that Changes Itself*）(Penguin, 2007).

- 研究學生為考試而學習時的大腦變化，請見：B. Draganski et al., 'Temporal and Spatial Dynamics of Brain Structure Changes during Extensive Learning', *Journal of Neuroscience*, 2006, 26(23), 6314–17.
- 關於倫敦計程車司機的研究，請見：E.A. Maguire et al., 'London Taxi Drivers and Bus Drivers: a Structural MRI and Neuropsychological Analysis', *Hippocampus*, 2006, 16, 1091–1101.
- 這項研究顯示了數學家大腦的變化，請見：K. Aydin et al., 'Increased Gray Matter Density in the Parietal Cortex of Mathematicians: A Voxel-Based Morphometry Study', *American Journal of Neuroradiology*, 2007, 28(10), 1859–64.
- 研究冥想對大腦的影響，請見：S.W. Lazar et al., 'Meditation experience is associated with increased cortical thickness', *Neuroreport*, 2005, 16(17), 1893–97.
- 艾力克・肯德爾（Eric Kandel）的引文，以及關於心理治療導致大腦變化的討論，都可以在諾曼・多吉的著作《改變是大腦的天性》一書中找到。
- 研究顯示，由於環境豐富，海馬迴的體積增加了 15%，請見：G. Kemperman et al., 'Neuroplasticity in old age: Sustained fivefold induction of hippocampal neurogenesis by long-term environmental enrichment', *Annals of Neurology*, 2002, 52, 135–143. See also L. Lu et al., 'Modification of hippocampal neurogenesis and neuroplasticity by social environments', *Experimental Neurology*, 2003, 183(2), 600–09.
- 關於海馬迴神經新生的發現，請見：P.S. Eriksson et al., 'Neurogenesis in the adult human hippocampus', *Nature Medicine*, 1998, 4(11), 1313–17.
- 直到生命最後一刻，神經新生都有可能發生，這些證據都可在上面引

用的論文中找到。科學家們在徵得癌末患者的同意後，為他們注射了
一種生物標記物——溴化去氧尿苷（BrdU），可以用來標定新生神
經細胞。結果在病人死後，在他們腦中發現了溴化去氧尿苷，表示這
裡出現了新生的神經細胞。

- 關於神經新生有一篇非常不錯的回顧性綜述論文，請見：P. Taupin
  and F.H. Gage, 'Adult Neurogenesis and Neural Stem Cells of the Central
  Nervous System in Mammals', *Journal of Neuroscience Research*, 2002,
  69, 745–49.

第5章 放手讓心靈療癒身體

- 對大腦及大腦如何隨著想法和情緒而改變，都有不錯的描寫，請見：
  Joe Dispenza, *Evolve Your Brain* (Health Communications Inc., 2007).
- 研究顯示，抱持敵意會延緩傷口癒合的速度，請見：J.K. Kiecolt-Gla-
  ser et al., 'Hostile Marital Interactions, Proinflammatory Cytokine Produc-
  tion, and Wound Healing', *Archives of General Psychiatry*, 2005, 62(12),
  1377–84.
- 研究壓力對生長激素濃度和受傷部位基因調控的影響，請見：S.Roy,et
  al., 'Wound Site Neutrophil Transcriptome in Response to Psychological
  Stress in Young Men', *Gene Expression*, 2005, 12(4–6), 273–87.
- 社會支援加速傷口癒合，請見：C.E. Detillion et al., 'Social facilitation
  of wound healing', *Psychoneuroendocrinology*, 2004, 29(8), 1004–11.
- 超越我們的基因指的是表觀遺傳學，要了解更多關於表觀遺傳學的知
  識，請見：Bruce Lipton, *The Biology of Belief* (Mountain of Love/Elite
  Books, 2005). See also Dawson Church, *The Genie in Your Genes* (Elite
  Books, 2007).

- 愛及關心對兒童成長的影響，相關研究請見：David R. Hamilton PhD, *Why Kindness is Good for You* (Hay House, London, 2010), Chapter 10, 'Why Babies Need Love'. See also: www.bucharestearlyinterventionproject.org (last accessed 23 May 2018).
- 關於神經新生和幹細胞中大腦與 DNA 相互作用的資訊，請見歐內斯特·羅西（Ernest L. Rossi）的著作《基因表達的心理生物學》（*The Psychobiology of Gene Expression*）(Norton, 2002)。

第6章　想像與觀察的力量

- 班內迪帝有關辣椒素的研究，請見：F. Benedetti et al., 'Somatotopic Activation of Opioid Systems by Target-Directed Expectations of Analgesia', *The Journal of Neuroscience*, 1999, 19(9), 3639–48.
- 在手指中誘發實驗性疼痛的研究，請見：G. Montgomery and I. Kirsch, 'Mechanisms of Placebo Pain Reduction: An Empirical Investigation', *Psychological Science*, 1996, 7(3), 174–76.
- 我曾在電子郵件中問班內迪帝，一個患有兩種疾病的人，如果給對方其中一種疾病的安慰劑（相信它是真正的藥物），而不給另一種，該名患者的前一種疾病是否會好轉。比如說，一個有頭痛症狀的帕金森氏症病人，服用治療帕金森氏症的藥物（其實是安慰劑），他會發現震顫減少，但頭痛卻沒有緩解，反之亦然嗎？班內迪帝認為情況很可能就是這樣。
- 卡羅琳學院的研究顯示，在想像中移動手指、腳趾或舌頭時，掌管該部位的腦區會被活化，請見：H. H. Ehrsson et al., 'Imagery of Voluntary Movement of Fingers, Toes, and Tongue Activates Corresponding Body-Part-Specific Motor Representations', *Journal of Neurophysiology*,

2003, 90(5), 3304–16.

- 學鋼琴的研究，請見：A. Pascual-Leone et al., 'Modulation of muscle responses evoked by transcranial magnetic stimulation during the acquisition of new fine motor skills', *Journal of Neurophysiology*, 1995, 74(3), 1037–45.

- 在這項研究中，志願者的手指肌力透過想像訓練增強了 35%，請見：V.K. Ranganathan et al., 'From mental power to muscle power – gaining strength by using the mind', *Neuropsychologia*, 2004, 42(7), 944–56. See also G. Yue and K.J. Cole, 'Strength increases from the motor program: comparison of training with maximal voluntary and imagined muscle contractions', *Journal of Neurophysiology*, 1992, 67(5), 1114–23.

- 這項研究顯示，雖然只是觀想舉重，但舉重的重量不同真的會影響肌肉受刺激的程度，請見：A. Guillot et al., 'Muscular responses during motor imagery as a function of muscle contraction types', *International Journal of Psychophysiology*, 2007, 66(1), 18–27.

- 在這項研究中，四肢癱瘓者用意念打開電子郵件，請見：L.R. Hochberg et al., 'Neuronal ensemble control of prosthetic devices by a human with tetraplegia', *Nature*, 2006, 442, 164–71.

- 虛擬實境的「憑著意念行走」研究，請見：G. Pfurtscheller, et al., 'Walking from thought', *Brain Research*, 2006, 1071(1), 145–52.

- 在鏡像神經元研究中，志願者觀察手、嘴或腳的動作，請見：G. Buccino et al., 'Action observation activates premotor and parietal areas in a somatotopic manner: an fMRI study', *European Journal of Neuroscience*, 2001, 13(2), 400–04.

- 「我愛貝克漢：體現知名運動員的運動技能」的論文，請見：P. Bach

and S.P Tipper, 'Bend it like Beckham: Embodying the Motor Skills of Famous Athletes', *Quarterly Journal of Experimental Psychology*, 2006, 59(12), 2033–39.

- 在這項研究中，志願者透過觀看訓練來增強自己手指的力量，請見：
  C.A. Porro et al., 'Enhancement of force after action observation: Behavioural and neurophysiological studies', *Neuropsychologia*, 2007, 45(13), 3114–21.

- 中風患者透過觀察他人的日常行為而獲得改善，請見：D. Ertelt et al., 'Action observation has a positive impact on rehabilitation of motor deficits after stroke', *NeuroImage*, 2007, 36, Supplement 2, T164–73.

- 看別人彈吉他時，鏡像神經元會被活化，相關研究請見：G. Buccino et al., 'Neural Circuits Underlying Imitation Learning of Hand Actions: an Event-Related fMRI Study', *Neuron*, 2004, 42, 323–34.

- 聽描述動作的句子也可以活化大腦，請見：G. Buccino et al., 'Listening to action-related sentences modulates the activity of the motor system: A combined TMS and behavioral study', *Cognitive Brain Research*, 2005, 24(3), 355–63.

- 參見：M. Tettamanti et al., 'Listening to Action-Related Sentences Activates Fronto-parietal Motor Circuits', *Journal of Cognitive Neuroscience*, 2005, 17(2), 273–81.

- 聽別人講話也可以活化舌頭肌肉，請見：L. Fadiga et al., 'Speech listening specifically modulates the excitability of tongue muscles: a TMS study', *European Journal of Neuroscience*, 2002, 15(2), 399–402.

- 與鏡像神經元有關的一篇非常好的文獻綜述：G. Buccino et al., 'Functions of the Mirror Neuron System: Implications for Neurorehabilitation',

Cognitive and Behavioural Neurology, 2006, 19(1), 55–63.

第7章　用想像力來復健，提高運動表現

- 1980 年一共發表了 122 篇關於心智練習的論文，到了 2010 年已經增加到 2 萬篇，請見：C. Schuster et al., 'Best practice for motor imagery: a systematic literature review on motor imagery training elements in five different disciplines', *BMC Medicine*, 2011, 9(75), 1–35.

- 2014 年中風復健的整合分析，請見：A.Y. Kho et al., 'Meta-analysis on the effect of mental imagery on motor recovery of the hemiplegic upper extremity function', *Australian Occupational Therapy Journal*, 2014, 61(2), 38–48.

- 在辛辛那提大學的研究中，把觀想納入中風康復研究的一部分，請見：

  1. S.J. Page et al., 'Mental Practice in Chronic Stroke: Results of a Randomized, Placebo-Controlled Trial', *Stroke*, 2007, 38(4), 1293–97.

  2. S.J. Page et al., 'Effects of Mental Practice on Affected Limb Use and Function in Chronic Stroke', *Archives of Physical Medicine and Rehabilitation*, 2005, 86(3), 399–402.

- 中國的一項研究顯示，中風患者的大腦活動是由觀想訓練誘發的，請見：H. Liu et al., 'Mental Practice Combined with Physical Practice to Enhance Hand Recovery in Stroke Patients', *Behavioural Neurology*, 2014, Article ID 874416.

- 在脊髓損傷的康復中使用心像法，請見：S.C. Cramer et al., 'Effects of imagery training after chronic, complete spinal cord injury', *Experimental Brain Research*, 2007, 177(2), 233–42.

- 帕金森氏症患者使用心像法，請見：R. Tamir et al., 'Integration of Motor Imagery and Physical Practice in Group Treatment Applied to Subjects with Parkinson's Disease', *Neurorehabilitation and Neural Repair*, 2007, 21(1), 68–75.
- 關於高爾夫球的觀想研究，請見：M. Brouziyne and C. Molinaro, 'Mental Imagery Combined with Physical Practice of Approach Shots for Golf Beginners', *Perceptual and Motor Skills*, 2005, 101, 203–211.
- 關於手球的觀想研究，請見：A. Azimkhani et al., 'The combination of mental and physical practices is better for instruction of a new skill', *Nigde University Journal of Physical Education and Sports Sciences*, 2013, 7(2), 179–187.
- 金泰和研究動作觀察、觀想及心智表徵對高爾夫球推桿動作的影響，請見：
   1. T.H. Kim et al., 'Differences in Learning Facilitatory Effect of Motor Imagery and Action Observation of Golf Putting', *Journal of Applied Sciences*, 2011, 11(1), 151–156.
   2. T. Kim, et al., 'A Systematic Investigation of the Effect of Action Observation Training and Motor Imagery Training on the Development of Mental Representation Structure and Skill Performance', *Frontiers in Human Neuroscience*, 2017, 11(499), 1–13.

第8章　運用想像提升免疫系統

- 潔妮・亞克特柏格（Jeanne Achterberg）的研究顯示，觀想免疫系統可以讓 s-IgA 增加，請見：M. Rider et al., 'Effect of Immune System

Imagery on Secretory IgA', *Biofeedback and Self-Regulation*, 1990, 15(4), 317–333.

- 潔妮・亞克特柏格針對免疫系統特化細胞觀想的研究，請見：M. S. Rider and J. Achterberg, 'Effect of Music-Assisted Imagery on Neutrophils and Lymphocytes', *Biofeedback and Self-Regulation*, 1989, 14(3), 247–257.

- 在這項研究中，讓 20 名因為生病造成白血球數量下降的患者觀想了他們的免疫系統，請見：V.W. Donaldson, 'A Clinical Study of Visualization on Depressed White Blood Cell Count in Medical Patients', *Applied Psychophysiology and Biofeedback*, 2000, 25(2), 117–128.

第9章　觀想在癌症與其他症狀的運用

- 對晚期乳癌婦女的研究發現，生活品質是她們對化療反應和存活率的一個預測因子，請見：S.C. Fraser et al., 'A daily diary of quality of life measurement in advanced breast cancer trials', *British Journal of Cancer*, 1993, 67(2), 341–346.

- 在 1999 年的這項研究中，96 名癌症患者透過觀想免疫系統來摧毀癌細胞，請見：L.G. Walker et al., 'Psychological, clinical, and pathological effects of relaxation training and guided imagery during primary chemotherapy', *British Journal of Cancer*, 1999, 80(1/2), 262–268.

- 在 80 名女性的隨機對照試驗中，使用觀想免疫系統來摧毀癌細胞，請見：O. Eremin et al., 'Immuno-Modulatory Effects of Relaxation Training and Guided Imagery in Women with Locally Advanced Breast Cancer Undergoing Multimodality Therapy: A randomised controlled trial', *The Breast*, 2009, 18, 17–25.

- 這項研究的對象是接受乳癌手術的婦女，她們觀想自己的免疫系統摧毀癌細胞，請見：C.A. Lengacher et al., 'Immune Responses to Guided Imagery During Breast Cancer Treatment', *Biological Research for Nursing*, 2008, 9(3), 205–214.

- 1988 年這項為期一年的研究，讓受試者透過觀想免疫系統來摧毀癌細胞，參見：B.L. Gruber et al., 'Immune System and Psychological Changes in Metastatic Cancer Patients Using Relaxation and Guided Imagery: A Pilot Study', *Scandinavian Journal of Behaviour Therapy*, 1988, 17(1), 25–46.

- 針對 208 名患者的這項隨機對照研究，嘗試以心像法為癌症患者控管症狀群集，請見：A. Charalambous et al., 'Guided Imagery And Progressive Muscle Relaxation as a Cluster of Symptoms Management Intervention in Patients Receiving Chemotherapy: A Randomized Control Trial', *PLOS ONE*, 2016, 11(6), e0156911.

- 在這項研究中，65 名乳腺癌患者透過觀想減少了許多治療的副作用，請見：S.F. Chen et al., 'Effect of Relaxation With Guided Imagery on The Physical and Psychological Symptoms of Breast Cancer Patients Undergoing Chemotherapy', *Iranian Red Crescent Medical Journal*, 2015, 17(11), e31277.

- 在這項研究中，觀想幫助患者擺脫機械式輔助呼吸，請見：LeeAnna Spiva et al., 'The Effects of Guided Imagery on Patients Being Weaned from Mechanical Ventilation', *Evidence-Based Complementary and Alternative Medicine*, 2015, Article ID 802865, 1–9.

- 在香港的這項研究中，利用觀想來輔助治療慢性阻塞性肺病的患者，請見：S. W.S. Louie, 'The effects of guided imagery relaxation in people with COPD', *Occupational Therapy International*, 2004, 11(3), 145–59.

- 阿拉斯加的這項研究，以「生物性標靶心像」來幫助氣喘患者，請見：L.W. Freeman and D. Welton, 'Effects of Imagery, Critical Thinking, and Asthma Education on Symptoms and Mood State in Adult Asthma Patients: A Pilot Study', *Alternative and Complementary Medicine*, 2005, 11(1), 57–68.

- 在人工膝關節置換手術中使用觀想，請見：A.F. Jacobsen et al., 'Guided Imagery for Total Knee Replacement: A Randomized, Placebo-Controlled Pilot Study', *Alternative and Complementary Medicine*, 2016, 22(7), 563–575.

- 使用引導觀想來治療老年婦女的關節炎，請見：C.L. Baird and L.P. Sands, 'Effect of guided imagery with relaxation on health-related quality of life in older women with osteoarthritis', *Research in Nursing and Health*, 2006, 29(5), 442–451.

- 使用引導觀想來治療間質性膀胱炎，請見：D.J. Carrico et al., 'Guided Imagery for Women with Interstitial Cystitis: Results of a Prospective, Randomized Controlled Pilot Study', *Alternative and Complementary Medicine*, 2008, 14(1), 53–60.

- 使用引導觀想來幫助膽囊摘除手術後的傷口癒合，請見：C. Holden-Lund, 'Effects of relaxation with guided imagery on surgical stress and wound healing', *Research in Nursing and Health*, 2007, 11(4), 235–244.

- 這項研究檢驗了觀想能力的影響，請見：

  1. E. Watanabe et al., 'Differences in Relaxation by Means of Guided Imagery in a Healthy Community Sample', *Alternative Therapies in Health and Medicine*, 2006, 12(2), 60–66.

另參見：

2. E. Watanabe et al., 'Effects among healthy subjects of the duration of regularly practicing a guided imagery program', *BMC Complementary and Alternative Medicine*, 2005, 5, 21.

3. K. Kwekkeboom et al., 'Imaging ability and effective use of guided imagery', *Research in Nursing and Health*, 1998, 21(3), 189–98.

- 使用引導式心像法治療纖維肌痛，請見：E.A. Fors et al., 'The effect of guided imagery and amitriptyline on daily fibromyalgia pain: a prospective, randomized, controlled trial', *Journal of Psychiatric Research*, 2002, 36(3), 179–87.
- M&M 巧克力豆的觀想研究，請見：C.K. Morewedge et al., 'Thought for Food: Imagined Consumption Reduces Actual Consumption', *Science*, 2010, 330(6010), 1530–1533.

第11章　不想生病，減壓很重要

- 以下參考資料是 2004 年將壓力與免疫系統串連起來的整合分析：S. Segerstrom and G.E. Miller, 'Psychological Stress and the Human Immune System: A Meta-Analytic Study of 30 Years of Inquiry', *Psychological Bulletin*, 2004, 130(4), 601–30.
- 壓力對傷口滲出液成分的影響，請見：E. Broadbent et al., 'Psychological Stress Impairs Early Wound Repair Following Surgery', *Psychosomatic Medicine*, 2003, 65, 865–69.
- 壓力對 HIV 病毒的影響以及如何增加病毒複製，請見：S.W. Cole et al., 'Impaired response to HAART in HIV-infected individuals with high

autonomic nervous system activity', *Proceedings of the National Academy of Sciences, USA*, 2001, 98(22), 12695–700.

- 這項為期 18 個月的研究將害羞與病毒複製率聯繫起來,請見:S.W. Cole et al., 'Psychological risk factors for HIV pathogenesis: mediation by the autonomic nervous system', *Biological Psychiatry*, 2003, 54(12), 1444–56.

- 在這項研究中,學生們連續四天寫下創傷經歷,請見:J.W. Pennebaker and S.K. Beall, 'Confronting a Traumatic Event: Toward an Understanding of Inhibition and Disease', *Journal of Abnormal Psychology*, 1986, 95(3), 274–81.

- 記錄創傷經歷和接種 B 型肝炎的相關性效果,請見:K.J. Petrie et al., 'Disclosure of Trauma and Immune Response to Hepatitis B Vaccination Program', *Journal of Consulting and Clinical Psychology*, 1995, 63(5), 787–92.

- 書寫對 HIV 患者的病毒數量及 CD4 細胞數量的影響,請見:K.J. Petrie et al., 'Effect of Written Emotional Expression on Immune Function in Patients with Human Immunodeficiency Virus Infection: A Randomized Trial', *Psychosomatic Medicine*, 2004, 66, 272–275.

- 情感支持對乳癌患者健康的影響,請見:B.L. Andersen et al., 'Distress Reduction from a Psychological Intervention Contributes to Improved Health for Cancer Patients', *Brain, Behavior, and Immunity*, 2007, 21(7), 953–61.

- 正念減壓對乳癌及攝護腺癌患者健康的影響,請見:
  1. L.E. Carlson et al., 'One-Year Pre-Post Intervention Follow-up of Psychological, Immune, Endocrine and Blood Pressure Outcomes of Mind-

fulness-based Stress Reduction (MBSR) in Breast and Prostate Cancer Outpatients', *Brain, Behavior, and Immunity*, 2007, 21(8), 1038–49.

2. L.E. Carlson et al., 'Mindfulness-based stress reduction in relation to quality of life, mood, symptoms of stress and levels of cortisol, dehydroepiandrosterone sulfate (DHEAS) and melatonin in breast and prostate cancer outpatients', *Psychoneuroendocrinology*, 2004, 29(4), 448–74.

3. M. Speca et al., 'A Randomized, Wait-List Controlled Clinical Trial: The Effect of a Mindfulness Meditation-based Stress Reduction Program on Mood and Symptoms of Stress in Cancer Outpatients', *Psychosomatic Medicine*, 2000, 62(5), 613–22.

- 用正念減壓控制第二型糖尿病患者的血糖濃度，請見：S. Rosenzweig et al., 'Mindfulness-Based Stress Reduction is Associated with Improved Glycemic Control in Type 2 Diabetes Mellitus: A Pilot Study', *Alternative Therapies in Health and Medicine*, 2007, 13(5), 36–8.

- 透過冥想改善情緒，減輕健康成年人的壓力和焦慮，請見：J.D. Lane et al., 'Brief Meditation Training Can Improve Perceived Stress and Negative Mood', *Alternative Therapies in Health and Medicine*, 2007, 13(1), 38–44.

- 冥想對基因層次的影響，請見：J.A. Dusek et al., 'Genomic Counter-Stress Changes Induced by the Relaxation Response', *PLOS ONE*, 2008, 3(7), e2576, 1–8.

國家圖書館出版品預行編目資料

預見療癒：藥物研發專家證實情緒想法對健康的影
響關鍵 / 大衛. 漢密爾頓作；謝佳真譯. -- 初版. --
臺北市：三采文化股份有限公司 , 2021.07
　　面；　公分. -- (Spirit；30)
譯自：How your mind can heal your body
ISBN 978-957-658-525-8(平裝)

1. 心靈療法 2. 身心關係

418.98　　　　　　　　　　　　110004150

◎封面圖片提供：
sun ok ／ Shutterstock.com
levgenii Meyer ／ Shutterstock.com

本書作者並未進行診斷，也不建議在未以直接
或間接方式諮詢醫師前使用任何技巧作為生
理、情緒或醫學問題的治療方式。有鑑於個人
健康情形因年齡、性別、病史、心理狀態和特
殊情況而異，建議您，若有任何不適，仍應諮
詢專業醫師之診斷與治療建議為宜。

suncolor
三采文化集團

Spirit 30

預見療癒：

藥物研發專家證實情緒想法對健康的影響關鍵【十週年暢銷增訂版】

作者｜大衛‧漢密爾頓 David R. Hamilton　　譯者｜謝佳真
企劃主編｜張芳瑜　特約執行主編｜莊雪珠
美術主編｜藍秀婷　封面設計｜高郁雯　內頁排版｜曾綺惠　校對｜黃薇霓

發行人｜張輝明　總編輯｜曾雅青　發行所｜三采文化股份有限公司
地址｜台北市內湖區瑞光路 513 巷 33 號 8 樓
傳訊｜TEL:8797-1234　FAX:8797-1688　網址｜www.suncolor.com.tw
郵政劃撥｜帳號：14319060　戶名：三采文化股份有限公司
本版發行｜2021 年 7 月 16 日　定價｜NT$450

HOW YOUR MIND CAN HEAL YOUR BODY
Copyright © 2008, 2018 by David R. Hamilton
Originally published in 2008 by Hay House, Inc.
Complex Chinese edition Copyright © 2021 by Sun Color Culture Co., Ltd.
This edition published by arrangement with Hay House, Inc. through Bardon-Chinese Media Agency.
博達著作權代理公司
All rights reserved.